中医外治疗法治百病丛书

总主编 陈秀华 陈全新

岭南陈氏飞针

主编 陈秀华 李颖

人民卫生出版社

图书在版编目（CIP）数据

岭南陈氏飞针/陈秀华,李颖主编.—北京:人民卫生出版社,2014
（中医外治疗法治百病丛书/陈秀华,陈全新总主编）
ISBN 978-7-117-18523-3

Ⅰ.①岭⋯　Ⅱ.①陈⋯ ②李⋯　Ⅲ.①针刺疗法　Ⅳ.①R245.3

中国版本图书馆 CIP 数据核字（2014）第 029818 号

人卫社官网　www. pmph. com	出版物查询，在线购书	
人卫医学网　www. ipmph. com	医学考试辅导，医学数据库服务，医学教育资源，大众健康资讯	

中医外治疗法治百病丛书
岭南陈氏飞针

主　　编：陈秀华　李　颖
出版发行：人民卫生出版社　（中继线 010-59780011）
地　　址：北京市朝阳区潘家园南里 19 号
邮　　编：100021
E - mail：pmph @ pmph.com
购书热线：010-59787592　010-59787584　010-65264830
印　　刷：三河市尚艺印装有限公司
经　　销：新华书店
开　　本：710×1000　1/16　印张：11
字　　数：203 千字
版　　次：2014 年 7 月第 1 版　2020 年 12 月第 1 版第 2 次印刷
标准书号：ISBN 978-7-117-18523-3/R·18524
定　　价：29.00 元

编委会

3

石序

　　针灸学起源于中国,具有悠久的历史,经过历代医家的继承和发扬,针灸疗法已经是蔚然大观,由于针灸疗法具有独特的优势,有广泛的适应性,疗效迅速、显著,操作方法简便易行,医疗费用经济,副作用极少,远在唐代,中国针灸就传播到日本、朝鲜、印度、阿拉伯等国家,并在他国开花结果,繁衍出具有异域特色的针灸医学。

　　我国十分重视继承发扬祖国医学遗产,并采取了一系列措施发展中医事业,使针灸医学得到了前所未有的普及和提高。针灸的研究工作也不单纯仅在文献的整理,还对其治病的临床疗效进行了系统观察,并对经络理论、针刺镇痛的机制、穴位特异性、刺法灸法的功能等,结合现代生理学、解剖学、组织学、生化学、免疫学、分子生物学,以及声、光、电、磁等边缘学科中的新技术进行了实验研究。临床实践证实了针灸对内、外、妇、儿、骨伤、五官等科多种病证的治疗均有较好的效果。

　　自20世纪70年代初我创立"醒脑开窍"针刺法,开辟了中风病治疗新途径,提高了中风病的治愈率,降低了致残率。现在"醒脑开窍"针刺法的临床及实验研究已达分子基因水平。20世纪80年代初创建的"针刺手法量学"的学术概念,填补了针灸学发展的空白。可见针灸复兴之路必然建立在继承前人经验的基础上,需要结合现代医学及前沿科技成果,实现创新、规范、量化,才能实现临床的推广和疗效的提高。

　　国家对继承名老中医的经验持大力挖掘的方针,中国中医科学院开展了"十五"、"十一五"国家科技攻关计划项目"名老中医学术思想、经验传承研究",其中针灸临床的名老专家不多,陈全新教授作为南方针灸名家位列其中,其针灸临床达六十余年,临床经验颇丰,在继承传统针灸的前提下,敢于实践,勇于创新,重视针刺手法研究,学术成果斐然。

中医学子当以继承前人经验为要，虽不能侍诊于名家身侧，但幸众多名家不吝所学，著述学说，今《岭南陈氏飞针》出版在即，欣然为之序。

二〇一三年九月首

后学敏

许 序

　　针灸学是祖国医学宝库中的一颗明珠,2000多年前就已形成了较为完整的理论和辨证施治体系,为保障民族的健康做出了巨大贡献。新中国成立以来,中国针灸在学术、理论、诊疗技术方面都取得了新的发展。近年来,针灸学科不断吸取现代科学知识,增加了自身的科学内涵,成为祖国传统医学的代表学科之一。针灸治疗疾病以其适应证广泛、疗效迅速、治疗方便和经济、安全、无副作用等特点,不仅深受国内广大人民群众欢迎,而且被愈来愈多的国家和地区的人们普遍接受。21世纪,回归自然已经成为人类医疗保健的主题,自然疗法得到快速发展和广泛应用,针灸学迎来了大好的发展机遇,现世界上约有160余个国家接受中医针灸疗法并形成针灸热和中医热,针灸国际化的态势标志着有几千年历史的中医针灸学进入了一个新的发展阶段。

　　陈全新教授是最早援外的中医针灸医生之一。1958年,参加工作3年的他就被选派参加当时也门王国医疗专家组,援外工作3年,用针灸为也门各阶层医疗服务愈疾无数,被誉为"东方神针",为中医走向世界做出了贡献。陈全新教授长期致力于针灸临床研究,多次应邀出国讲学,并受聘英国、美国、日本、澳大利亚、韩国、南非等多国大学及研究院客座教授和学术顾问,其略传被载入《中国名医列传》、《中国当代医药界名人录》及英国剑桥《世界医学名人录》。多年来,陈老培养的国内外学者数不胜数,岭南飞针绝技传遍五洲。

　　陈全新教授善于临床辨证,处方严谨,用穴精当,疗效显著,善于继承,勇于创新,多年潜心研究无痛进针法,先后首创"岭南陈氏飞针"手法,创新辨证分级补泻手法,形成陈氏导气手法,为针灸手法的发展与创新开辟了新的道路,形成了具有鲜明岭南针灸特色的理论和实践体系。

　　陈教授对针灸的学习和应用,具有独到的见解,他是一位习古而不泥古的学者。强调既要重视古典医籍的研究,也要与近代自然科学的多学科研究方法相结合,这才能让针灸更科学地发展。让针灸走出国门为世界人民保健服务是他一生的夙愿。

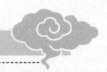

　　2010 年由国家中医药管理局全国名老中医药专家传承工作室项目——"陈全新学术思想临床经验"工作室正式启动运行。工作室系统挖掘整理陈老学术思想和临床经验，编撰成此书，以飨读者。岐黄薪火，代代相传，希望杏林学子沿着陈老的行径，不断探索、创新，为继承发扬中医药事业做出更大的贡献。

2013 年 12 月 1 日

　　针灸学是传统中医学的重要组成部分,它是以中医理论为指导,采用针与灸相结合的方法进行防治疾病的一门临床学科。针灸具有工具简单、治疗适应证广、疗效显著等特点,以完善的理论和卓著的治疗效果闻名于世,不但对我国人民的医疗保健事业发挥了重大的作用,而且对全世界人民的健康也做出了很大的贡献。目前,针灸学已经形成了一门独立的学科,针灸方法也向多元化发展。岭南陈氏针法的出现,正是这种发展的重要成果。

　　岭南陈氏针法是陈全新教授多年临床总结与创新的针刺手法,包括岭南陈氏飞针手法、陈氏分级补泻手法和陈氏导气手法,以无痛、无菌、准确、快速旋转进针为特点,并将针刺补泻手法进行了量化。该针法深受患者的欢迎,并得到国内外同行的赞许和采用。为了在临床中进一步推广,普及这一优良的疗法,方便广大医务人员的学习和应用,使更多的患者从中获益,使针灸这一国宝更好地为广大患者服务,特撰写本书。

　　本书的内容分为两部分,第一部分是对岭南陈氏针法的介绍,包括历史源流、发展现状、使用工具、操作方法、常用穴位及部位、适应证与禁忌证、注意事项等,详细介绍了岭南陈氏针法的练针法、针刺前的准备、持针法、进针法、针刺的角度、方向、深度、行针手法、治神与守神、针刺得气、行气法、针刺补泻法、留针法、出针法、针刺常见问题及处理、针灸辨证特点和配穴处方等内容;第二部分介绍了陈教授对内科、儿科常见病症,骨关节及软组织常见病症,妇产科常见病症和五官科及其他常见病症的具体应用,详细介绍了临床辨证思路、针灸治则治法以及具体的治疗操作,以便于读者了解掌握。

　　在编写过程中,我们力求内容丰富,精炼明了,重点突出,通俗易懂,旨在为广大针灸爱好者提供一本具有实用价值的参考书,为针灸的普及与发展贡献绵薄之力。

　　由于编写水平所限,不当之处,诚请各位同仁指正。

目录

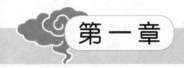

医家概说

一、出身医学世家，从小立志从医

20 世纪 30 年代，陈全新出生于广州本地中医世家，儿时记忆家中就诊的骨伤科患者比较多，患者在治疗过程中常出现难以忍受的疼痛，于是儿时的陈全新就开始思索如何更好地为患者解除痛苦。在旧中国，中医备受歧视，但由于年幼的陈全新受父辈行医济世的熏陶，以及受"不为良相，只为良医"古训的教导，使他从此立下了救死扶伤的远大理想，并要为中医的发展争口气，故青壮年时期的陈全新报考并就读于当时省内乃至全国最高的中医学府之一——广东省中医药专科学校医学系。在校学习期间，年轻时的陈全新更是勤奋好学、刻苦钻研，1955 年毕业后，留母校附属医院——广东省中医院，从事中医针灸学科临床、教学及科研工作，至今已有半个多世纪。

二、结缘针灸，找到日后方向

20 世纪 50 年代期间，由于当时学校受卫生部"中医科学化"的指示，课程除包括中医经典著作的学习外，还有西医学院的必修课程，见习、实习都在西医院，因此，很多同学毕业后成为了西医医生。当时陈全新在实习期间选择了儿科，当时小儿麻痹症在广东广泛流行，由于小儿麻痹症高热退后常后遗不同程度的肢体软瘫，当时药物和其他治疗手段不多，于是年轻时的陈全新看在眼里，心如刀割："难道真没有什么办法吗？ 如何治疗才能够使这些孩子的后遗症状降到最低程度呢？"他突然记起学校学过的针灸课程，遵循中医理论，此病属于"痿证"，是经脉失养，筋骨失荣而成，应按照"治痿独取阳明"来治疗。于是身为实习生的他，悄悄地拿来几根银针，在儿科病房患儿身上扎了起来，慢慢地，奇迹终于出现了，经过针灸治疗的孩子们个个都能站起来走路了！ 这令他又惊又喜，惊的是怕被主任发现，挨批评不算，弄不好还可能会被停止实习。而喜的是，针灸竟然有如此神奇的功效。儿科的麦主任半信半疑，幸运的是导师麦主任是一位曾留学德国且思想开明的学者,不但没有责怪,反而协同一起开展临床疗效的科学验证,结果主任真的信服了。小儿麻痹症配合针灸治疗,疗效远远大于单独药物治疗。于是要求全科医生推广使用针灸疗法,就这样,针灸的疗效拓展了陈全新对中医学的视野,与针灸结下了解不开的情结,这一结就是六十年。

三、由运动健将变为"东方神医"

年轻时的陈全新喜欢多种体育活动,是广东省中医院及广东省卫生系统篮球队中锋,球队曾在省、市的比赛中多次夺魁,除此之外,他还是多项运动的国家1、2级运动员。在1958年广东省运动会上,他的铁饼就破了纪录,一举夺得了金牌。之后他成为第一届全国运动会的广东体育代表团成员,准备参加集训一年。当时突然接到卫生部委派他参加中国医疗专家组赴国外工作的通知,于是不得不惜别体育集训团。同时老一辈师长都欢欣鼓舞,认为中医能代表国家赴外诊疗是件大喜事,对他更是训勉有加。出发当日,院长和多位老主任亲自将陈全新送上远洋轮,并嘱咐他要发挥中医特色,为国家争光。

就这样,青年时的陈全新参加工作仅三年就被国家委派参加赴当时也门王国的中国医疗专家组。在异国他乡的三个春秋里,他运用传统的中医针灸为当地各阶层人士解除了各种病痛,由于医疗专家组能认真执行援外守则,对求诊者一视同仁,加上高超的医术,很快便获得了当地各阶层人士的赞扬。有时医疗组也会骑骆驼或阿拉伯战马在城乡巡回出诊,这对过去饱受异国欺压的也门民众来说是一件破天荒的事,所以他们每到一处,都会受到当地官员、民众列队洒鲜花瓣和香水的欢迎。有一次,国王贴身卫士长下车时不慎扭伤,出现了下肢放射痛,X线检查提示"腰椎骨质未见异常",诊为"筋痹",病机为气滞血瘀,他于是替这位卫士长针刺环跳、委中两个穴位,并且运用导气法,治疗仅一次竟获痊愈。卫士长当时激动万分,连声夸赞:"中国神针好神奇!真是'东方神医'!"三年后,陈全新胜利地重回祖国时,获得部级颁发的"援外乙级奖状"。

由于年轻时的陈全新当时作为医疗专家组中唯一一针灸医生,他运用针灸为也门王室及各阶层人士治病,神奇的疗效获得了大家的赞誉,这样一去(援外)竟改变了教授的人生,也赢得了"东方神医"的美誉。

四、倡导无痛进针,独创"岭南陈氏飞针"

20世纪50年代,年轻的陈全新便开始致力于无痛进针法的研究,先后对古今进针法做了详尽地分析比较,在前苏联"无痛分娩法"和我国梁洁莲所创"无痛注射法"的启发下,经过长时间临床探索,创造出了"牵压捻点法"和"压入捻点法"两种无痛进针法。然而,随着临床的应用,在窦默《标幽赋》中"左手重而多按,欲令气散,右手轻而徐入,不痛之因"的启示下,在上述无痛进针法基础上做更进一步的创新,创造出"透电进针法"。所有以上的进针方法确实能缓解进针的疼痛,但发现逐渐不能满足临床使用的需求,于是在受何若愚《流注指微赋》中"针入贵速,既入徐进"的影响下,在70年代初,独创了"快速旋转进针法"。这种方法集多种刺法优点,由于针是快速旋转刺入,故穿透力强,刺入迅速,痛感极微;而且医者持针手指不接触针体,更有效防污染,达到无菌、无痛、准确、快速的效果,深受患者欢迎。多次应邀在国内外学术交流会上现场示范表演,得到同行的称道,被日本针灸师代表团誉之为"飞针",并认为这是一项高超的医疗技术。还先后被香港《广角镜》月刊和泰国《中华日报》刊登。从此,"陈氏飞针法"蜚声海内外,吸引了不少国内和世界各地的留学生、进修医生前来学习。在2000年12月汉城举行的"第五届世界针灸联合大会"上,"飞针"被大会指定为唯一在会上进行"现场演示"的"绝活",于是"岭南陈氏飞针"在这次会议上成为世界各地新闻媒体竞相采访、报道的焦点。

根据明代针灸学家杨继洲提出的"刺有大小"之说中得到的启发,在进针得气后根据气至盛衰辨证施治,采用不同的运针强度、频率和持续时间,将补针和泻针分为"轻、平、大"三类(即大补、平补、轻补;大泻、平泻、轻泻和平补平泻),提出规范化的"分级补泻手法";在针刺得气后施行补泻手法的同时进行运针导气,使"气至病所",从而实现针刺的最佳疗效,导气手法分为针向行气、捻转提插、按压关闭、循摄引导等基本手法,在临床操作时使针感循经脉传导,而达到气至病所的目的。

从此,岭南陈氏飞针手法、分级补泻手法和导气手法,共同形成了"岭南陈氏针法"学术体系。该体系将古今针刺手法融合贯通,提炼改进,从针刺操作前准备到进针法、催气法、行气法、补泻法、临床辨证特点、配方规律及针刺注意事项均有独到见解,极大地丰富了针刺法的内容,赋予针刺法新的应用价值。

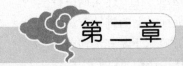

第二章

经络概述

经络学说是中医学研究人体的生理功能、病理变化和脏腑相互关系的学说,是中医理论的重要组成部分。它与阴阳、五行、藏象、卫气营血等共同组成中医学的理论体系,并贯穿于病因、病机、诊断和防治等各个方面,对指导内、外、妇、儿各科临床实践,特别对针灸学科,都起着重要的作用。《灵枢·经脉》认为:"经络者,所以能决死生,处百病,调虚实,不可不通。"从而说明经络理论对于指导临床各科的重要意义。

第一节 经络系统的组成

经络是经脉和络脉的总称。经络系统是沟通人体内外,运行气血的通道。具有联络脏腑和肢体,营养全身,抗衡疾病的作用。经脉是主干,络脉是经脉的分支,从络脉再分出的小支叫孙络,经与络互相衔接,散布于全身,构成一个纵横交错的联络网,将人体内外、表里、上下、左右各部组织、脏腑之间紧密地联系起来,从而使人体成为一个有机联系的整体,以进行有规律的生理活动。

经络系统由十二经脉、奇经八脉、十五络脉和十二经别、经筋、皮部以及许多孙络、浮络等组成,其中以十二经脉为主体。

十二经脉都直属于某一脏或腑,因此,都以所属的脏腑来命名。属五脏的经脉有心经、肝经、肺经、脾经、肾经,另加心包经;属六腑的经脉有胆经、胃经、大肠经、小肠经、膀胱经、三焦经。共 12 条经脉,统称为十二经脉。由于十二经脉是经络系统的主体,又叫作"正经"。

奇经八脉是指十二经脉以外的八条经脉(任脉、督脉、冲脉、带脉、阴维脉、阳维脉、阴跷脉、阳跷脉),它们都无脏腑相连,除督脉(直行于人体的背部正中)和任脉(直行于人体胸腹正中)各有其循行路线和穴位外,其余六条奇经都依附于十二经脉之间,没有专穴。

奇经八脉总的功能是协调十二经脉的气血。当正经气血充盈时,奇经则蓄纳,不足时则还流。其中督脉有总管督促全身阳经的作用,任脉有担任全身阴经的功能,这两条奇经虽无脏腑直属,但对脏腑气血有极其重要的作用。因此,古代医家主张把督脉和任脉与十二正经并论,合称为十四经脉。

十二经脉直属于脏的称为阴经,循行于四肢内侧和胸腹部;十二经脉直属于腑的称为阳经,循行于四肢外侧、腰、胸、胁部。阴经与阳经之间通过支脉和络脉互相联络,构成脏与腑之间的"络属关系"(阴经属脏络腑,而阳经则属腑络脏)。由于脏与腑之间的经气互相连接,使之得以建立更密切的联系,有利于阴阳、气血保持相对的协调与平衡,这就形成了手、足太阴与阳明,少阴与太阳,厥阴与少阳经之间的六对表里关系(脏为阴,属里;腑为阳,属表)。即肺与大肠相表里,脾与胃相表里,心与小肠相表里,肾与膀胱相表里,心包与三焦相表里,肝与胆相表里。表里经在功能上互相沟通、协调,病变时则可互相传递。例如,胃经病可以累及脾经,而脾虚引起的消化不良泄泻,针灸胃经足三里穴亦能获效。这就是通过调和表里经气,使失调的阴阳恢复平衡的结果。

第二节 十二经脉的循行路线

十二经脉的每条经,均有其特定的循行路线。经脉的分布虽然错综复杂,但阴经与阳经都有一定的走向和交接规律。概括起来是:手三阴经从胸走手,手三阳经从手走头,足三阳经从头走足,足三阴经从足走腹胸。

手三阴经,即手太阴肺经、手少阴心经、手厥阴心包经。从胸外走手的掌面指端,分别交于相关的手三阳经。

手三阳经,即手阳明大肠经、手太阳小肠经、手少阳三焦经。从手指沿上肢背面走向头,分别交于相关的足三阳经。

足三阳经,即足阳明胃经、足太阳膀胱经、足少阳胆经。从头沿胸、背下走足前、后面,抵足趾,分别交于相关的足三阴经。

足三阴经,即足太阴脾经、足少阴肾经、足厥阴肝经。从足趾沿下肢内侧面上走腹胸,分别交于相关的手三阴经。

不论脏腑或是体表病变,在有关的经脉循行部位上,可表现出相应的病候。因此,掌握经脉的循行规律,就为辨证论治提供了客观的依据。例如:手太阴肺经从胸外走手掌面指端,如见咳嗽、胸满和上肢掌面前缘出现疼痛,查对肺经循行路线,则可知病与肺经有关,这就为进一步确诊提供了依据。

第三节 十二经脉的循环流注规律

经脉运行的气血,来源于食物,经过胃的消化,变成滋养人体组织的"谷气",从中焦上注于肺,由手太阴经输注于手阳明大肠经、足阳明胃经、足太阴脾经,在脏腑之间按次序流注转输,最后至足厥阴肝经,复还注于肺经,这样就形成了十二经周而复始的循环流注。气血在经脉中循行不息,一方面维持体内阴阳平衡,补充脏腑、肢体的能量消耗;另一方面又为人体防御疾病提供物质基础,这就是经脉的"营卫"功能,从而保证机体生命活动的统一与协调。

第四节 经络的生理功能和病理反应

经络的主要生理功能表现在运行气血、协调阴阳、联系脏腑和肢体,在机体中起到营内卫外的作用。如《灵枢·本脏》说:"经脉者,所以行血气而营阴阳,濡筋骨,利关节者也。"由于经络能"行血气而营阴阳",营气运行于脉中,卫气行于脉外,营卫之气密布于周身,就能加强机体的各脏腑组织器官的温养濡润和防御外邪的作用。

如果由于某种因素使经络的营卫功能失调,病邪(致病因素)便容易乘虚由外侵入,或病由内生。病邪可沿着经络由表向里发展,或由里向表扩散,这些症状可以从病变的脏腑及所属的经络循行路线上反映出来。《灵枢·经脉》对不同病因引起的脏腑经络病候,分经做了系统的阐述。如症见咳嗽、气喘、肺胀满、锁骨上窝、肩背及上肢内侧前缘痛等症状,归纳为手太阴肺经病候;如症见心痛、胁痛、眼睛发黄、咽干、上肢内侧后缘痛等症状,归纳为手少阴心经病候。

由于经络具有上述功能,而当经络气血失调出现病理反应时,就可通过诊察脏腑经络的病候,施用补虚泻实的针灸,使经络气血恢复平和。

第五节 经络学说在诊疗上的应用

《灵枢·海论》记述:"夫十二经脉者,内属于脏腑,外络于肢节。"当人体正气虚弱,受病邪侵袭而致病时,其病候可以从病变的脏腑及所属的经络循行路线上反映出来。由于病的性质、侵犯部位的深浅和机体气血盛衰不同,所以在临床上表现出来的症状各异,故脏腑经络的病候也有"是动"(指多由外因侵犯本经之经气而发生的病症)、"所生病"(指多由内因发生的病变影响经络而出现的病症)、"有余"(指邪气盛)和"不足"(指正气虚)等的区别。针灸临床诊治是在经络学说指导下,根据脏腑经络反映的病候,通过四诊八纲辨证,在明确病位和病的属性的前提下,选取有关经络的穴位,采用相应的补或泻手法,进行治疗。

1. 辨证分经,确定病位 经络在体表均有一定的循行部位和脏腑络属,可以反映所属脏腑经络的病证。临床上可根据疾病所出现的症状,结合经络循行分布的部位及所属脏腑,作为辨证分经,确定病位的依据。例如头痛在前额的多与阳明经有关;在颞部的多与少阳经有关;在枕部的多与太阳经有关;在头顶部多与厥阴经有关等。如头痛在巅顶,伴见胁肋痛(胁肋为肝经循布所过),经络循诊:肝俞(肝经背俞穴)及太冲(肝经原穴)可扪到明显的压痛或结节、条索状阳性反应,脉弦、目赤等证候,则可诊知此头痛为肝阳亢盛所致。

2. 明确辨证,循经取穴 针灸施治必须在明确辨证的前提下,以经络学说为指导,采用循经取穴为主的选穴原则,并可按照不同的病情,适当配伍有关脏腑经络穴位,根据不同证候的属性,施用补虚泻实的针灸手法,以达到疏通经络气血,调和阴阳,扶正祛邪的治疗目的。

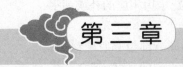

第三章

针灸治病机制

第一节　针灸治病的中医原理

针灸治疗疾病要综合运用脏腑、经络学说,运用四诊、八纲理论,并注重经络穴位诊断,再将临床上各种不同证候进行分析归纳,以明确疾病的部位是在脏在腑,在经在络,在表在里;疾病的性质是属寒属热,属虚属实。根据辨证结果,进行相应的配穴处方,并考虑腧穴作用、机体特异性,按方施术,以通其经脉,调其气血阴阳,或针或灸,或针灸并用,或补或泻,扶其正气,祛其邪气,使机体阴阳恢复相对平衡,从而达到防治疾病的目的。

在正常的生理情况下,机体处于经络疏通、气血畅达、脏腑协调、阴阳平衡的状态。而在病理情况下,则经络壅滞,气血不畅,脏腑失调,阴阳失衡。针灸治病就是通过针刺或艾灸腧穴,以疏通经络,扶正祛邪,调和阴阳,达到治疗疾病的目的。

一、疏通经络

(一)经络气血失调是疾病产生的重要病理变化

经络是五脏六腑和体表肌肤、四肢、五官七窍相互联系的通道,具有运行气血、沟通机体表里上下,和调节脏腑组织功能活动的作用。在正常情况下,经络"内溉脏腑,外濡腠理",维持着人体的正常生理功能,使人体成为一个完整的有机体。所以一旦经络气血功能失调,破坏了人体的正常生理功能,就会引起种种病变。

(二)疏通经络、调理气血是临床治疗的重要大法

由于某些原因导致经络气血失调,致使经络气血偏盛偏衰、经络气血逆乱、阻滞,而引起种种病变,治疗即应疏通经络、调理气血。经络气血虚衰,脏腑功能减退者,属虚证,治宜补法;经络气血偏盛、脏腑功能亢进者,属实证,治宜泻法。经络气血逆乱者,或属于气血虚衰,或属于脏腑功能失调,均可据其虚实而调之。疏通经络,就是调理经气。经气包括了人体的元气、谷气、宗气等,对协调阴阳、抗御病邪、维持人体的正常生理功能有重要作用。

（三）针灸具有疏通经络、调理气血的作用

针灸治病是采用针法和灸法，作用于腧穴、经络，通过经气的作用，调阴阳、补虚泻实、扶正祛邪、通其瘀滞、理其气血，从而排除致病因素，治愈疾病。如阳明经气偏盛引起的身热、口渴，可取阳明经内庭、曲池泻热止渴；阳明经气偏衰引起的身寒，可取阳明经足三里、合谷温补之。再如足阳明胃经浊气上逆，引起呕吐，足阳明胃经清气不升引起的腹泻、腹胀等症，均可取足阳明经足三里治之。以上均可通过疏理阳明经气，调理气血，而达到治疗疾病的目的。

二、扶正祛邪

（一）疾病的发生及转归与邪正斗争

疾病的发生，关系到人体正气和致病因素（邪气）两个方面。所谓正气，即是指人体的功能活动和其抗病能力。所谓邪气，是与正气相对而言，即泛指对人体有害的各种致病因素，如外感六淫、痰饮、瘀血和食积等。中医学认为，任何疾病的发生，都是在一定条件下正邪相争的具体反应。也就是说，只有当人体的正气不足以抵御外邪，或病邪侵袭人体的力量超过了人体正气时，即可发生疾病。正邪双方在斗争中有消长的变化。一般地说，正气增长则邪气消退，而病向愈；若邪气增长则正气衰退，而病转恶化。随着邪正双方的变化，疾病表现出两种不同的病机和证候，即《素问·通评虚实论》所说："邪气盛则实，精气夺则虚"。

（二）扶正祛邪是临床治疗的重要法则

疾病的过程，就是邪正相争的过程，所以治疗疾病就是要扶助正气，祛除邪气，改变正邪双方的力量对比，使之有利于向痊愈方面转化。所以，扶正祛邪是临床治疗的重要法则。补虚泻实，是扶正祛邪这一法则的具体应用。在邪正双方斗争中，两者盛衰的程度不同，其病证也不同。所以治疗时，实证应予以泻法，虚证应予以补法。在临床应用时，要根据正邪在病程中所占的地位，决定扶正祛邪的主次与先后。扶正适用于正虚而邪不盛的病证；祛邪适用于邪实而正未伤的病证；扶正与祛邪同时应用，适用于正虚邪实的病证；但应分清主次，正虚较重者，则扶正兼祛邪，邪实较重者，则祛邪兼扶正；当病邪较重，但正气虚弱不耐攻伐时，应先扶正后祛邪；当病邪甚盛，正气虽虚，尚可攻伐时，宜先祛邪后扶正。

（三）针灸实现扶正祛邪作用的方法

在临床上补虚泻实是扶正祛邪法则的具体应用，而针灸的补虚与泻实，主要是通过针灸手法和腧穴的配伍两个方面实现的。在刺灸法方面，大凡针刺补法和艾灸属补法范畴，有祛邪作用。如虚脱证，急取关元、神阙，大艾炷灸之，并取足三里，针刺补法。再如外感温热邪气，适宜泻热开窍，取十二井穴，用三棱针点刺放血，再取大椎、曲池、针刺泻法，两者相配可达泻热、启闭、开窍

之功。在腧穴配伍方面,膏肓、气海、关元、足三里、命门等穴,有补的作用,多在扶正时应用;而十宣、中极、水沟有泻的作用,多在祛邪时应用。

三、调和阴阳

（一）阴阳失调是疾病产生的根本原因

阴阳学说是中医基本理论中的重要内容,贯穿于中医理论体系的各个方面。中医用以说明人体的组织结构、生理功能、疾病的发生发展规律,并指导临床诊断和治疗疾病。在正常情况下,人体阴阳两方面处于相对平衡状态,保持人体中各组织、器官、脏腑的正常生理功能。若人体的阴阳失去平衡,发生偏盛或偏衰,就会发生疾病,进而阴阳分离,人的生命也就停止了。

（二）阴阳失调的治疗原则

既然阴阳失调是疾病发生发展的根本原则,那么调理阴阳,使阴阳失调向着协调方面转化,恢复阴阳的相对平衡,则是中医治疗学的基本原则。故《素问·至真要大论》说:"谨查阴阳所在而调之,以平为期。"治疗的基本原则是泻其有余,补其不足,使阴阳偏盛偏衰得以纠正,使之在新的基础上达到阴阳平衡。

（三）针灸的治疗作用在于调和阴阳

针灸的作用在于调和阴阳,正如《灵枢·根结》说:"用针之要,在于知调阴与阳,调阴与阳,精气乃光,合形与气,使神内藏"。这就是说针灸治病的关键在于调节阴阳的偏盛偏衰,使机体阴阳和调,保持精气充沛、形气相合、神气内存。针灸调和阴阳的作用,基本上是通过经络、腧穴配伍和针刺手法来实现的。此外,由于阴阳之间可相互化生,相互影响,故治阴应顾及阳,治阳应顾及阴,所以又有"从阴引阳、从阳引阴"等方法。这些方法的核心仍是调和阴阳。

第二节　针灸治病的现代科学研究

针灸作用是指针灸刺激对机体生理、病理过程影响以及这种影响在体内的反应。针灸疗法不同于药物疗法,它不是直接针对病原,也不是直接作用于罹病的器官、组织,而是通过针或灸,应用一定手法,刺激体表的特定部位,调动机体本身固有的调节功能,从而达到治病的目的。因此,研究针灸作用特点及影响因素,对于提高临床针灸疗效、扩大针灸治病范围,都具有非常重要的意义。

针灸治病主要是通过刺激穴位,激发机体内在生理调节机制,从而达到阴阳平衡,以平为期的治病目的。经长期实验研究、观察并综合分析,可以把针灸作用的基本特点归结为以下三个方面:

一、良性、双向性

针灸临床实践和实验研究表明,针灸对机体器官或组织生理、病理过程的影响是一种良性、双向性调整作用。良性调整作用是指当适宜的针灸刺激作用于机体后，在通常情况下，特定的病理变化朝着正常生理状态方向发展转化，使体内失调、紊乱的代谢过程或功能状态得到调整并恢复正常，从而使机体内各器官、系统协调关系达到新的平衡和统一。双向性调整作用是指针灸作用在方向上具有兴奋或抑制效应，即在机体功能状态低下时，针灸可使之增强，功能状态亢进时针灸又可使之降低。历代针灸医籍记载，针灸既可发汗，又可止汗；既能通便，又能止泻；既能治癃闭，又能治遗尿。这种"损有余而补不足"的双向性调整作用，正是针灸在治疗中，能够"补虚泻实，协调阴阳"，使之"归于平复"的作用基础。近年来的研究亦证实了这一作用，如针刺内关穴可以减慢心率，也可以加快心率；电针大椎穴可以使外周血中白细胞增加，也可以使之减少。针灸良性、双向性调整作用的特性，也是针灸治疗无毒副反应的根本原因。

二、整体性、综合性

整体观是中医学的特色之一，也是经络学说的重要原则。针灸作用整体性就是指其作用范围具有整体性的特点，即指针灸机体特定穴位，可对多个脏腑功能产生影响。人体和动物实验均证明，针灸可以调整呼吸、消化、循环、泌尿、神经、内分泌、免疫等各个系统的异常功能。事实上，机体某一脏器发生疾病时，往往不仅表现为该脏器本身功能障碍，也可能会影响到其他脏器，甚至全身功能活动。针灸对某一脏器功能调整作用，是通过对该脏器所属系统，甚至全身各系统功能的综合调节而实现的。

近年来大量临床观察和实验研究资料已进一步提示，针灸对机体各个系统、各个器官功能几乎均能发挥多方面、多环节、多水平、多途径的综合调整作用。例如，急性心肌梗死因心肌收缩力下降而影响全身供血时，常以增加心率来提高心排出量，其结果会导致心室充盈障碍、心肌耗氧量增加，因而加速了心肌坏死，形成了一种恶性循环。实验表明，针灸能够抑制甚至阻断这种恶性循环，针灸治疗不仅能促进心肌缺血区侧支循环，增加缺血区的供血．改善心肌氧代谢、能量代谢，缩小梗死范围，提高心肌收缩力，还能减慢心率，降低血脂和血液黏度，改善微循环，以减轻负荷，而且能防止冠状动脉的进一步硬化。又如，在进行腹部外科手术时，由于牵拉内脏刺激了腹腔感受装置或神经时，会引起疼痛、出汗、屏气、恶心、呕吐、胸闷、血压升高或下降、心率加快或减慢、腹直肌肌电发放增多以及有时出现心律不齐和内脏膨出等反应，针刺对这种手术引起的局部和全身反应均有一定的作用。不仅如此，针刺还有抗术后感染作用。针灸上述标本兼治功能又与针灸调整神经、体液等系统的功能有密切关系。由此可见，针灸调整作用具有显著的整体性和综合性的特点。针灸的这种整体的、综合的调整作用是针灸具有广泛适应证的基本原因。

三、功能性、早期性

针灸治疗对某些器质性疾病和晚期病变虽然都有一定的疗效，但对大多数疾病来说，针灸的调整作用具有明显的功能性、早期性特点。针灸作用功能性系指针灸对于功能失调的疾病具有治疗优势；而针灸作用早期性是指针灸对于疾病早期或新病疗效显著。功能性失调比重越大、病程越短，针灸调整作用就越好。

人体是一个有机的整体，各脏腑、器官、组织在生理上相互联系，在病理上相互影响，通过经络发生作用，针灸具有疏通经络、调和气血的作用，通过针灸可将失衡的脏腑功能调节至正常状态，从而具有了良性、双向性，整体性、综合性，功能性、早期性的特点。研究针灸作用的基本特点，对于掌握针灸治病规律，提高针灸疗效，指导临床具有非常重要的意义。

第三节　岭南陈氏针法特点

一、经络疲劳现象与取穴精要的必要性

经络疲劳现象是指在针灸临床过程中由于过多重复使用同一部位的穴位或者反复使用过重的手法、过强的电针等致经络疲惫而出现针感迟钝、得气困难甚至出现气逆、病情加重等异常反应，或多种因素引起的经络气血过度耗伤，经络气血不足，导致经络腧穴功能减弱。主要表现为：一些单纯的疾病虽经针灸治疗，而病势不减；虽然某些疾病经治疗后病情好转，但进一步治疗则疗效不显，反而加重等。若只涉及个别腧穴、单一经脉时，称之为局部疲劳现象；若涉及整个经络系统，则称之为整体经络疲劳现象。

针灸的调虚实、和阴阳的作用，有赖于经络气血运行、抗御病邪、传导感应等生理功能的正常。《灵枢》对针刺疗法与经络的功能状态的关系有许多精辟的论述。《灵枢·刺节真邪》云："六经调者，谓之不病，虽病，谓之自已也。"言外之意，某些难治之证是由于经络失调引起的。《灵枢·九针十二原》、《灵枢·终始》、《灵枢·经水》等篇则进一步指出：针刺失当可导致"精泄"、"致气"（气滞之意）、"伤气"、"失气"、"脱气"、"数刺而气不至"等经络虚衰的现象。《根结》亦云："上工平气，中工乱脉，下工绝气危生。故曰下工不可不慎也。"《灵枢·行针》不但记载了"或数刺之乃知，或发针而气逆，或数刺而病益甚"等临床现象，而且做了深刻的分析："此人之多阴而少阳者，其气沉而气往难，故数刺之乃知也……其气逆与其数刺病益甚者，非阴阳之气，浮沉之势也。此皆粗之所败，工之所失，其形气无过焉"。

导致经络疲劳的原因,分为外源性和内源性两类。外源性最为常见,多为医者的"失治、误治、用针不慎"所致。或刺激量过大,疗程过长;或浅深失当,或手法不精;值得特别注意的是,不适当地过度使用综合疗法,如艾灸、耳压、按摩、拔罐、穴位注射、埋线、割治、敷贴、中药、西药、气功等,也是导致经络疲劳的常见原因。内源性一般为患者自身障碍所致,不知保养是最主要的原因,此种人一旦发病,甚难调治。

是否出现经络疲劳,可从以下几点进行判断:①患者大多有经多方针灸医师行针刺治疗,久治难愈,甚则越治病情越重的经历;②针感失常,或数刺乃知,或刺之而气不至,或针刺后症状不减,反而加重;③初期治疗效果理想,但后期治疗无明显进步;④采用强电针刺激,或多种治疗手段,病情不见起色;⑤正气虚,对疾病的易感性强。

为避免和纠正经络的疲劳现象,根据古代医家的有关论述和我们的临床实践,形成"岭南陈氏飞针"取穴精要的特点,具体包括:①依病情合理定疗程:每次治疗之间和每个疗程之间一定要有充分的休息。急症、实证患者可连续针刺 5 次,休息 3~5 天,继续下一疗程;虚证、慢性病患者适宜隔天针刺 1 次。②辨证取穴主次交替:根据辨证,取穴尽量少而精,论治宜循经选局部及远端穴及配伍头针、背俞穴,轮流交替针刺。③电针强度适宜:电针强度一般比患者可忍受度稍小一些为佳,每次最多使用两组电针,且时间不宜超过 20 分钟。

二、倡导无痛进针

陈教授长期致力于无痛进针法的研究,所发明的"飞针"进针法,使毫针透皮的疼痛感大大减少。

按照国际疼痛学会给出的定义,疼痛是一种不愉快的感觉和情绪体验,其原因大多是由于身体组织受到损伤;也有时身体并未真正受到损伤,而是有受损的威胁。因而,进针时尽量减少对组织的损伤便是减少针刺所致痛觉反应的关键环节之一。损伤大小又主要取决于刺激的强度,刺激强度与刺激大小、刺激时间成正比。

任何形式的刺激,只要达到一定的强度,都能引起疼痛。现代神经解剖学研究表明,每 1mm 皮肤内含有 100 多个神经感受器,它们连属于不同性质的神经纤维,即使极细的点状刺激也会同时刺激到许多感受器。感觉形式的传递和传入纤维的粗细之间有明显关系。研究表明,针刺时产生的刺痛是由较细的 $A(\delta)$ 纤维传导的;而针刺前的循、扪、按、压产生的触压觉主要是由较粗的 $A(\beta)$、$A(\gamma)$ 纤维传导的,且上行传导速度远快于 $A(\delta)$ 纤维。根据闸门控制学说,非疼痛信号能抑制或易化在脊髓和三叉神经核中疼痛信号所兴奋的神经元。因此,针刺前粗纤维 $A(\beta)$、$A(\gamma)$ 的兴奋可抑制针刺时较细纤维 $A(\delta)$ 的冲动传导,从而达到无痛或疼痛轻微的目的。

痛觉的产生与刺激的强度和时间相关。在同样的刺激强度下,延长刺激时间可使痛觉增强。这是因为在痛刺激作用下,从外周神经到大脑皮质的神经传导通路都会产生相应的神经冲动。刺激时间长,产生的神经冲动频率高,维持时间长;反之,刺激时间短,产生的神经冲动有限,持续时间也短,痛觉强度就低。因此,快速进针有利于减轻针刺时的疼痛。选用较细、尖而圆滑的针可减小针刺面积,在一定程度上易于快速进针,减小刺激的时间效应总和,从而减轻或避免进针疼痛。

心理因素在痛觉的调制上有着重要而复杂的影响。这主要指过去的经验、情境、注意、情绪、暗示、个性和意志自制力等,有些是可以控制和利用的。有些是无法控制的。就可利用的注意来说,注意转移,即形成另外方位上的强注意兴奋灶。脑干下行抑制系统在疼痛调制中的作用的研究结果显示:PAG-NRML 及其邻近网状结构——脊髓,组成特异性的脑干下行疼痛调制系统,这一系统的激活又可以导致脊髓后角 SG 细胞的兴奋。激活这一系统的简单措施就是形成较强的注意,即根据注意选择的特点,引导患者注意其他事物而非针刺。因为注意的生理基础是大脑活动的普遍激活,这是和提高大脑皮质紧张度的网状结构的兴奋(激活)相联系的。强注意兴奋灶的形成,可以基于患者的咳嗽或其他话题的对话等。

针刺的疼痛是机体对外来刺激的一种保护性反应。要减少或避免针刺的疼痛,主要是取决于针刺受损区域的大小及该区的敏感度,并取决于刺激强度的持续时间。快速进针法,缩短了刺激时间,减弱了刺激的强度,因此可以达到进针基本无痛的效果。从西医学角度来看,人体腧穴作为人体的一个感受器,可以接受外来任何形式的刺激,通过反射弧传导人体神经中枢或各个相关的核团,如果刺激的时间长、强度大,那么产生的疼痛也较剧烈。采用快速进针法,因进针速度极快,刺激时间极短,其刺激还未通过反射弧传导中枢使中枢做出相应反应,针已刺入穴内,进针已经完成,所以这种方法具有基本无痛的效果。

三、"气至病所"乃疗效之关键

行气法是取远隔病变部位的腧穴针刺治病,为促使经络气血运行通畅,使针感直达病所(即气至病所),收到提高针刺治病疗效之目的的方法。或可说,行气法就是现代控制循经感传的方法。经络感传是已为人们所证实的客观反应,"气至病所"也是为人们所公认的提高针治疗效的重要因素之一。经临床大量观察、研究证实,通过激发经气,可以控制感传,使其直达病所,达到气至效速,针下痛止。这也是行气法的关键所在。临床"岭南陈氏飞针"常灵活运用运针行气的方法:针向行气、捻转提插、按压关闭、循摄引导等,通过对行气法的重视和运用,从而拓展"岭南陈氏飞针"丰富内涵。

(一)"气至病所"的现代机制研究

"气至病所"可以提高临床疗效,那么,其作用的途径是什么呢?

"气至病所"作为非常重要的经络现象早已引起广大科学工作者的关注。特别是进入20世纪70年代,许多不同专业的研究者们运用现代化科学技术,从多个角度对循经感传形成的机制进行了由浅入深的积极探讨,取得了非常可喜的成就。总结归纳研究成果,至目前为止,可将诸论点分为两大派别,一是"中枢兴奋扩散"观点,另一是"外周动因激发"观点。当然,也有一些学者持中立态度,将上述两者综合起来分析问题,也具有一定的科学性。无论是中枢观,还是外周观,都是根据临床观察和实验结果而产生的,各自有其科学依据。

1. 中枢兴奋扩散观点　持此类观点的学者认为,循经感传的基本过程是在中枢神经系统内进行的,也就是说,感传最后达到"气至病所"的实质就是兴奋在中枢神经系统(特别是大脑皮质)内的定向扩散,虽然感传循行于外周,实际则在中枢。以下是一则临床的现象,用以证明该观点的正确性:

患肢感传现象的存在。1961年北京医学院对15名截肢患者中的12例有患肢痛或患肢感的患者,针刺其断肢残端上的穴位仍能引起循经感传,并可通达已不存在的肢体的末端,这一现象是发生在已失去外周物质基础的情况下,这说明此时的循经感传主要是中枢因素发挥作用的结果。有人测查了55例截肢患者的残肢,发现有循经感传并通向患肢者34例(61.82%)。这些出现于患肢的循经感传,同样具有循经性、可阻滞性和慢速传导等一般循经感传的特性。所以,患肢感传是中枢观的一个最有力的依据。

但是实际上,仍存在着许多用中枢学说观点无法解释的问题。例如,按目前的神经解剖和神经生理中关于体感传入系统功能定位的知识,很难对足三阳经、任督二脉等跨越身体多个部位的感觉传导路线做出合理解释。

2. 外周动因激发观点　持该观点的学者认为,感传循行的体表可能有某种实质性的过程在循经进行,正是这一过程决定了感传的某些性状。循经传导着的某种"动因"所依次兴奋,神经冲动相继传入中枢神经系统,从而产生了主观上感受到的感传。

在临床上,截瘫患者身上出现的"跨越式"传导也恰能说明在体表某些失去感觉的区域内,仍有某种依照其固有路线而进行的传递过程继续通过,只是该区的传导未被大脑所感知,一旦传导跨出感觉障碍区后,又再度被高级中枢感知。这说明产生感传的物质结构基础不在中枢而在外周。

循经感传可被机械压迫、液体注射及冷冻降温等直接作用于外周的理化因素所阻断，这也是反驳"中枢观点"的一个有力证据。

但是该观点也只是一种设想，尚待进一步证实。因为它无法解释患肢感传，自发感传和气功诱发路径可以提高感传，以及情绪变化对感传也有影响等许多事实。因此，探求"气至病所"的机制，更有待我们进一步去研究。

（二）现代"气至病所"激发方法

"气至病所"关系到临床疗效，如何正确地激发控制这种现象，对提高临床疗效有着重要意义。但是，在临床实践中，出现"气至病所"的情况较少，主要是由于"气至病所"须在"得气"和"循经感传"的基础上实现，而据 20 世纪70 年代的普查，"循经感传"的出现率在人群中只有 1% 左右，而使"气至病所"成为可能，也是研究经络应用的一个主题。

激发"气至病所"的方法很多，传统的针术手法就是其中之一。有人结合治疗，观察 28 例患者，采用反复轻微捻针伴以小幅度快速提插的手法激发，所得气感传导多在局部（92.8%），超过两个关节以上的仅占 7.2%。刺激持续30 分钟后，气感传导局限于局部的明显减少（25.0%），超过两个大关节者明显增多，达 67.8%。在接受第一次治疗的当天，气感传导超过三个大关节者不多（28.5%），而经过 30~40 次激发后超过三个大关节者明显增多，达到85.7%。如果配合传统的手法如推、按、循、扪等来控制气感的传导方向，会使"气至病所"率明显提高。

除上述手法外，用循经加热与电针刺激相结合的方法，效果很显著。循经加热法是将一直径 0.8cm，长度超过受试者三个大关节的胶管，沿经脉并紧贴体表放置，胶管内通以不断循环的 40℃ 的温水，持续加热 30 分钟。与此同时，在本经原穴与加热终点穴各刺毫针并通以脉冲电流，再以电提针在本经线上的一些主要穴位进行接力刺激。运用此法，有人观察了大肠、肺、肾、胃、脾和膀胱等七条经上的一些主要穴位在刺激前后气感传导长度的变化，共测 485 穴次。结果是激发前只有 72 穴于刺激后出现感传，且多为短程感传；激发后则有 214穴出现感传，提高近三倍，且部分（149 穴）感传超过了一个大关节。

此外，用热水浴、提高室温、气功路径等方法也可激发"气至病所"。

从"气至病所"的几个重要特征以及其激发来看，"气至病所"现象并不是一种单纯的主观感觉现象，它是具有明确的客观效应的，而且其特征的存在不是孤立的，而是与人体各方面功能调节过程密切相关的。

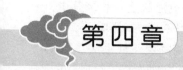

第四章

岭南陈氏针法的发展与展望

"岭南陈氏飞针"享誉海内外，吸引了英国、美国、法国、日本、瑞士、澳大利亚、加拿大、荷兰、以色列等36个国家和地区的一批又一批留学生和进修医师前来广东省中医院针灸科求学。经培养的国内外实习、进修、本科、硕士及博士生数不胜数，数十年间培养了大批的中医药针灸人才，飞针绝技传五洲。

1987年陈全新教授获广东省高教局授予的"高教先进工作者"称号。1993年获广东省人民政府授予的"广东省名中医"称号。2003年，国家人事部、卫生部、国家中医药管理局公布陈教授为第三批全国老中医药专家学术经验继承指导老师，收下了两位弟子。一位是广东省中医院传统疗法中心陈秀华主任医师，另一位是广东省中医院针灸科郭元琦主任医师，继承"岭南陈氏飞针"绝技。

在广东省中医院传统疗法中心主任陈秀华医师带领的科研团队工作下，通过系统整理，形成陈全新名老中医诊疗影像资料，出版卫生部医学视听教材——"岭南陈氏针法"的教学光盘1套，陈全新教授作为学术指导，出版论著2部，即2004年由陈秀华教授主编的《陈全新针灸经验集》（人民卫生出版社）和2007年由陈秀华教授主编的《陈氏针法新释》（人民卫生出版社）。

2008年以来，陈教授先后接受中央电视台、广东卫视、广州电视台、南方电视台、珠江电台、《广州日报》、《羊城晚报》、《新快报》、《信息时报》、《南方都市报》、《家庭医药》等国内多家媒体杂志的采访和报道。特别是中央电视台百科探秘栏目《飞针绝技》，受到广大患者的欢迎，同时为推广针灸疗法，推广"岭南陈氏针法"起到了重要的作用。"岭南陈氏针法"被第一届"杏林寻宝——全国中医药特色技术演示会"收录为19项中医特色诊疗技术之一。

同年，陈教授亲传弟子陈秀华教授受邀在澳门第五届世界中医药大会上作"岭南针法新释"主题演讲并现场演示；同年作为讲座嘉宾在北京人民大会堂"第一届全国特色诊疗大会"上做"岭南针法新释"主题讲座，受到同行热烈反响。

2009 年,陈秀华教授主编,人民卫生出版社出版《中医传统特色疗法》,专著中收集传统外治疗法 34 种,"岭南陈氏飞针"作为特色疗法之一收录其中,该书作为广州中医药大学研究生教材,拓宽了"岭南陈氏针法"的影响。

如今,岭南陈氏针法体系已基本形成,包含了"岭南陈氏飞针手法"、"陈氏导气手法"和"陈氏分级补泻手法"等丰富的内涵,极大地丰富了针刺法的内容,赋予了针刺法新的应用价值。

近年来,"岭南陈氏飞针"多次在国内外学术交流会上现场示范表演,在行业内推广,可明显减少针刺带来的疼痛,做到"无痛进针、避免针体污染",取得更广泛的群众认可度,得到同行的称道,被日本针灸师代表团誉之为"飞针",认为其是一项高超的医疗技术,同时吸引了来自世界各地的留学生和进修医生前来学习。针灸医师经系统培训并掌握岭南陈氏针法(包括进针、运针寻气、导气和量化的分级补泻手法)的思路,便可开展工作。通过 60 多年临床验证,该疗法具有疗效好、起效快、无副作用、患者对治疗效果满意度高等特点,因此,该疗法具有良好的应用与推广前景。

第五章

辨证施针，阐发配穴

针刺手法操作，必须在辨证论治原则指导下进行。辨证论治是针刺治病的理论基础。《素问·移精变气论》云："毒药治其内，针石治其外。"正由于内治、外治在方法上的差异，因此，辨证论治的程序也会有所不同。针灸论治时，明辨病位，脏腑经络辨证至关重要。为更好论证脏腑经络与针灸辨证的关联，摘录陈教授有关经穴特异性和探索针灸辨证特点与配方规律的研究。

第一节 辨证论治

一、精于经络辨证

《灵枢·刺节真邪》："用针者，必先察其经络之实虚，切而循之，按而弹之，视其应动者，乃后取之而下之。"经络学说是中医学理论的重要组成部分，是阐述人体的生理功能、病理变化和脏腑相互关系的学说。它与阴阳、五行、藏象、卫气营血等共同组成中医学的理论体系，并贯穿于病因、病机、诊断和防治等各个方面，对指导内、外、妇、儿各科临床实践，特别对针灸学科，都起重要的作用。

（一）归纳经络的病候

经络内属于脏腑，外络于肢节，将人体脏腑组织器官联结成一个有机的整体。在生理上互相协调，在病理状态下相互影响。因此，当人体遭受致病因素侵袭，脏腑经气失调而出现病变时，其临床表现可能是某一脏腑经络，或多脏腑经络的病候。为便于辨证，现据《灵枢·经脉》记述的病候，摘要介绍如下：

1. 手太阴肺经病症 咳嗽，气喘，肺胀满（胸闷不舒），锁骨上窝、肩背、上肢内侧前缘痛。

气盛证见咽喉肿痛，肩背痛。气虚则肩背部出现寒冷，气短和呼吸急促等。

2. 手阳明大肠经病症 齿痛，颈肿，咽喉痛，鼻流清涕或出血，眼睛发黄，口干,肩前和手臂外侧痛缘痛,食指活动障碍等。

气盛本经循行所过处出现灼热而肿胀。气虚则寒冷而震颤。

3. 足阳明胃经病症　面色黯淡,精神沉郁,甚至出现癫狂、惊悸等。或见口眼㖞斜,口唇发疹,咽痛、颈肿、腹水,经脉循布部位疼痛等。

气盛则胸腹部灼热,食欲亢进,尿黄。气虚则胃脘部胀满、恶寒、呕吐。胃寒则食欲减退或胃脘胀痛等。

4. 足太阴脾经病症　胃脘痛,腹胀,嗳气,大便稀,身体困倦,进食困难,食后则易呕吐。或见舌根转动不灵或痛,黄疸、水肿。大腿和膝内侧肿胀、发凉,足大趾活动障碍等。

5. 手少阴心经病症　心痛,胸胁痛,眼睛发黄,咽干,上肢内侧后缘痛,恶寒,或手掌热而痛等。

6. 手太阳小肠经病症　耳聋,咽喉痛,颊部肿胀,眼睛发黄,或肩、臂、肘外侧后缘痛等。

7. 足太阳膀胱经病症　患者自觉后头顶部有气上冲而致,甚至感到眼球似脱出,项痛似拔,背、腰痛似折,大腿后侧、腘窝、小腿紧束而痛,或见眼睛发黄,鼻流清涕或出血,痔疮,癫狂等。

8. 足少阴肾经病症　饥饿而不欲食,面色黯滞似黑色,咳嗽时唾液有血,气喘促,心惊、眼花、口灼热,舌干燥,咽肿,或见黄疸,腹泻,经脉循行部位痛或痿软无力。

9. 心手厥阴心包经病症　心悸、心烦、心痛,面赤,眼睛发黄,手掌热,臂肘伸屈不利和胸胁胀满。或精神失常,喜笑不休等。

10. 手少阳三焦经病症　耳鸣、耳聋,眼外角痛,咽喉肿痛,耳后、肩及上肢经脉循行部位疼痛等。

11. 足少阳胆经病症　口苦,易叹气,面色无光泽,恶寒发热,出汗,偏头痛,眼外角、下颊痛,经脉循行的锁骨上窝、胸胁、髋、膝、小腿至外踝前疼痛,足第四趾活动障碍等。

12. 足厥阴肝经病症　腰强直而痛,不能俯仰,疝气、少腹肿,遗尿或尿闭,或见面色黯淡,咽干,胸闷痛,呃逆及经脉循行部位其他病症。

13. 任脉病症　症见男性患者可有各种疝气;女性患者可有赤白带和月经不调等。

14. 督脉病症　症见脊柱强痛,后弯(角弓反张)等。

(二) 根据经络特有的病候辨证

由于十二经脉的生理功能不同,因而在病理形态下,均反映出不同的病候,临证时就可根据这些规律,进行审证分经、确定病位。例如:症见肺胀满、咳嗽、气喘、锁骨上窝及肩背、上肢内侧前缘痛是肺经的病候,如症见手心热、臂肘挛急、腋肿，甚则胸胁支满，心中澹澹大动，面赤、目黄、喜笑不休是心包经"是动"的病候。这是临床上较常用的审证分经诊断法。

（三）依病变部位而辨别病属何经

十二经脉均有专属的循行分布途径，不论是脏腑或经络受病，均可出现相应的病态反应。例如头痛是一种症状表现，可发生于局部病变或是整体疾患的并发症。因此，除了根据发病部位而辨明病属何经外，还要结合病候，进一步通过四诊、八纲，审证求因，明确诊断。如痛在前额眉棱骨处，多与阳明经有关，项区多与太阳经有关；如痛在顶部，并见眩晕、心烦善怒、面红目赤、胸胁痛、舌质红、脉弦等症，从经络循布来看，足厥阴"上出额与督脉会于巅"，则可知头痛与肝经有关，再从脏腑病机分析：肝经布胁肋，连目系，肝气郁结故胸胁痛、目赤，肝阳上扰则头眩而痛，心神受扰则心烦善怒、脉弦为肝阳亢盛之象。通过脏腑经络辨证，则可确定此头痛只是肝阳上亢的一个证候，治疗上以平肝为主（泻刺太冲、肝俞以平肝，配风池以息上扰之风阳），肝阳得潜则头痛可愈。但如头顶眩痛，症见面色淡白、眼花、耳鸣、善惊、舌质淡，脉细数而无力，究其病机，则可知病由肝血不足，血虚生风而致，治应益肾养血，要针灸并施才能奏效。

（四）根据不同的证候群和经络循行部位以及属络关系，来辨别异病同症

同一种病在不同的阶段，会出现不同的症状；不同的病，由于经络的直属和络属关系，也会在同一部位，出现有类似的症状，这就需要根据经络的特点和结合脏腑的病机分析，加以确诊。例如咳喘、上气症状，可见于肺及肾经病变。手太阴经属肺，肺主气，主肃降，如果肺脏的宣降功能失常，肺气上逆则肺胀满膨膨而喘咳的病候出现较早而明显，并可见经脉循行部位缺盆、上肢内侧前缘痛等症。足少阴经虽属肾，但其体内直行经脉从肾上贯膈入肺中，故肾虚不纳气也可出现喘咳、上气，但症状往往出现在耳鸣、腰酸、浮肿之后，并可见心如悬，惕惕如人将捕之及经脉循行部位脊股后廉痛等症。

（五）根据局部经络或经穴出现的病候，结合四诊，辨别脏腑经络的症状

十二经脉、奇经八脉、络脉、经筋之间，在反映症状上是互相联系的。有时，脏腑经络的病候还未显现，而局部已可测知，这就为辨证论治提供了依据。例如：背俞、募穴阳性反应物的循按（脏腑病变在相应的背俞、募穴大多数可摸到索状或圆形微压痛的硬结）、十二经知热感度测定、腰骶椎旁诊察灰白色皮屑样痔点，经脉循行部位出现过敏性压痛、热、厥冷、知觉异常及灰、红色皮疹线等。这些局部的经络异常现象，往往为临床辨证提供重要的依据。

陈教授曾在1975年发现1例局部经络病候而确诊为肝炎的杨姓患者，男，19岁，1周前因两侧足背部均现一条淡紫红色皮疹线，活动微痛而就医于某医疗单位，经检查疑为链球菌感染，而给予口服及注射抗生素，治疗 3 日因疗效不显而转诊，患者自诉除足背活动时不适外，并伴低热、易神疲、胃纳不佳，余无不适。

诊见双下肢及足趾皮肤无溃疡、创口，足痛从太冲至中封穴隐现一条如火柴棒宽的淡紫红色、界限清楚的线状皮疹，两侧大致对称、压之微痛、稍褪色，太冲穴压痛明显，肝俞摸到索状阳性压痛物，肝稍可扪到，质软轻压痛，脾未扪及，心肺正常，双目微红赤，舌质红，苔薄黄腻，左关脉弦滑，体温 37.5℃。

证脉相参：足厥阴循行部位太冲、中封穴间出现非感染性淡紫红皮疹线，肝经原穴及背俞均现病理反应，双目红赤、肝脉盛，按经络病候及脏腑病机分析，病为肝气郁积所致，初诊为肝炎。由于病新犯，正气未衰，邪气不盛，故病候未显，为进一步确诊，嘱检肝功能及超声波，终证实为肝炎，乃为之针刺。治则以疏泄肝胆郁热为主，平补脾胃以益生化之源为辅，主穴：肝俞、胆俞、脾俞、胃俞、足三里、三阴交、太冲、曲池、阳陵泉，每次取背俞穴及四肢穴各一，用泻针法，日 1 次。并结合中草药随证治疗。

经 1 周治疗后，局部经络病候逐渐消失，食欲增进，体温正常，3 周后足背皮疹线消退，肝俞及太冲阳性物和压痛不显，诸症消失，遂终止治疗，第 4 周复检肝功能已正常。

在针灸辨证时，应首先重视经络证治的应用。当病邪侵袭人体时，受邪的脏腑经络便会出现相应的病候。但由于病邪的性质，以及侵犯经络的深浅、部位不同，加之患者的年龄、体质、情志及气候环境等因素影响，经络反映的病候，就有轻重之分，深浅之别，可出现于局部或一经，也可能是多经或整体的。故临证时应根据经络病候的特点，络属关系和循布的部位，通过审证分经而确定病位。"岭南陈氏飞针"临床辨证的经验特色在于：

1. 根据经络特有的病候辨证　由于十二经脉的生理功能不同，因而在病理状态下便出现不同的病候。临证时可以根据这些规律，进行审证分经，确定病位。例如症见肺胀满、咳嗽、气喘、锁骨上窝及肩背、上肢内侧前缘痛是肺经的病候。这是临床上较常用的审证分经诊断法。

2. 根据病变部位而辨别病属何经　十二经脉均有专属的循行分布途径。不论是脏腑或经络病变，均可出现相应的病态反应。临床上可按照发病部位属何经而加以区别。例如头痛，在前额眉棱骨处，多与阳明经有关；在头侧多与少阳经有关；有后头多与太阳经有关；在巅顶则与肝经有关。这是按病位辨经的一种方法。

3. 根据不同证候群和经脉循行部位以及属络关系辨别异病同症　疾病的发生和发展是错综复杂的，同一种病在不同阶段，可出现不同症状，不同的病，由于经络的直属和络属关系，也会出现相似的症状。因此，临床上必须根据经络的特点和脏腑的病机分析进行辨证。例如喘咳、上气症状，可见于肺经，也可见于肾经病变。肺气宣降失常而喘咳，并可见经脉循行部位缺盆、上肢内侧前缘痛；而足少阴经脉从肾上贯膈入肺，主纳气，如肾虚不纳气也可出现喘咳，但此症状往往出现在耳鸣、腰酸、浮肿之后，并可见心如悬、惕惕如人将捕之及经脉循行脊股内后痛等症，通过脏腑经络辨证，便可对类同的症状加以区别。

二、善用腧穴的特异性进行诊断

根据经络或经穴循诊中发现的异常反应（过敏性压痛或阳性结节），辨明该部位属何经、何穴，并结合病候、四诊八纲，辨别病变脏腑，往往可为整体辨证提供重要依据。如急性阑尾炎可在膝下足阳明循布区足三里上下出现过敏压痛（足阑尾点）；胆道疾患可在阳陵泉穴摸到明显的疼痛。这种从局部循诊协助诊断已为临床所公认。

中医学认为，经络"内属于脏腑，外络于肢节"，有运行气血、协调阴阳的功能，是联系脏腑与体表的主要通道。穴位是散布在经络上的点，是脏腑经络气血输注、出入、结汇的部位，它们之间有着不可分割的密切联系。因此，经穴能反映出所属脏腑经络的生理功能和病理变化的状态，也能调治相关脏腑经络的疾病。临床实践证明，分布在十二经的穴位，可因其所属脏腑经络不同，而具有不同的性能（包括输注气血，反映病症，防治疾病），就是同一经脉的穴位，由于气血灌注、结聚不同，其生理功能与反映的病理状态也有相对的特异性，特别是某些要穴和特定穴。

陈教授从 1989 年 8 月—1993 年 8 月，选择临床症状较典型、易确诊的高血压、脑血管意外后遗症、痹证、支气管哮喘、坐骨神经痛、糖尿病、胃脘痛、神经衰弱、头痛、阑尾炎等 10 个病种各 100 例，以十二经背俞、募穴和五输穴做经穴循诊，以观察脏腑病症与有关经穴的联系。观察方法：让患者取坐伏或卧位，裸露测定区，并在选定经穴上用均匀指力按压，探测有关经穴阳性反应（包括过敏压痛或皮下组织异常变化——结节或条状物）。结果发现脏病或腑病其相关俞募穴和五输穴病理反应阳性率较高。其中脏病背俞穴以梭形结节为主，而腑病过敏压痛点则多现于募穴。五输穴以输、经、合穴出现压痛较显著。而病在脏者主要出现在背俞及有关五输穴；病在腑者，则以募穴及有关五输穴为主。如高血压（脏病），肝俞及太冲穴阳性率高达 96%；胃脘痛（腑病）中脘及足三里穴阳性率高达 97%，这就说明体表经穴在反映脏腑病变具有相对的特异性。此外在循诊过程中还发现，每当按中经穴时，患者自感症状改善（特别是痛症），与《灵枢·背腧》中"按其处，应中而痛解"的记述是相吻合的。由此可见,脏腑-经络-穴位相互的联系非常密切,为针灸的临床辨证施治提供了客观依据。

经测定 10 种病俞募、五输穴阳性反应统计如下:

10 种病俞募、五输穴阳性反应统计表

反映经穴病种	总例数	阳性			弱阳性			阴性			出现阳性征的主要脏腑、经络
		俞	募	五输	俞	募	五输	俞	募	五输	
高血压	100	82	39	65	14	18	24	4	43	11	肝、肾、胆
中风后遗症	100	76	35	72	12	28	24	12	37	4	肝、肾、胆、胃
痹证	100	58	42	62	26	38	24	16	20	14	肝、肾、脾、胃、大肠
支气管哮喘	100	64	32	58	21	47	33	15	21	9	肺、肾、大肠
坐骨神经痛	100	84	18	100	13	14	0	3	68	0	胆、膀胱
糖尿病	100	86	34	68	12	27	26	2	39	6	肾、肺、胃、肝
胃脘痛	100	41	83	72	33	14	14	27	3	14	胃、脾、肝
神经衰弱	100	76	38	62	21	32	34	5	30	4	心、肝、脾、肾、胆
头痛	100	68	32	46	27	28	34	5	40	20	肝、胆、肾、膀胱
阑尾炎	100	32	86	100	26	12	0	42	2	0	胃、大肠

统计结果表明,不同脏腑经络病变,其所属俞募穴及五输穴反映的病态反应,具有明显的相对特异性。本检测不但进一步肯定脏腑经络穴位在辨证论治的重要性,并为针灸取穴配方提供一定的客观依据。

以上经穴特异性探测资料和临床实践表明,以脏腑经络学说为指导,结合四诊八纲,通过辨证分经,明确病部、病位的诊断方法,是针灸辨证的特点。

三、善用特定穴

"岭南陈氏飞针"疗法重视特定穴的临床应用。如治疗痛证,一般先取五输穴,先从远端穴位开始针刺,再刺局部痛点。例如阳明头痛,则先取阳明经远端的合谷,再到局部寻取痛点,避免首先直接刺激病痛局部使病情加重。治疗脏腑病时,常常使用俞募配穴的方法。临床上的处方配穴,必须根据当时的病情,选用有针对性的主穴和配合一些适当的穴位,作为辅助,才能发挥疗效,特别对复杂的病症,更应注意选择有效的穴位配合使用。临证施治需注意根据病情,除选取有针对性的主、配穴外,还要照顾到就诊时突发症状或兼症,适当选配有关穴位,进行随症治疗。例如:发热、头痛选曲池、合谷、风池、太阳等;食欲不振选足三里、三阴交、脾俞等;神烦、心悸配神门、心俞等。

(一)多用五输穴

五输穴是指十二经脉在肘膝关节以下各有五个主要经穴,分别名为井、荥、输、经、合穴,合称五输穴。五输穴在部位的依次分布和脉气流注的深浅上有着明显的规律性,因而其在主治作用上也有着共同的规律可循,五输穴的产生,也正是对这些主治特点进行归纳、总结、组合、分类的结果。

对五输穴的认识,早在《内经》中就有系统的论述,《难经》在此基础上又补充了五输穴的五行属性及其主治病症,并首次记载了"补母泻子、刺井泻荥"的针刺方法。《针灸甲乙经》填补了手少阴心经五输穴的空白,使十二经的五输穴完备。以后的宋、元、明、清历代医家对此都均有发展。近代对五输穴的研究多集中在其作用方面。

五输穴的理论依据是《灵枢》"根结"、"卫气"两篇中对"根结"、"标本"的论述。"根"是指各经的远端部位,是阴经、阳经相互交接之处。"结"是各经的近端部位,是多条经脉归结聚汇之所。人体四肢末端是阴阳(即营卫之气)两气相互接通转化之处,阳气由四末向内脏流注;阴气由内向外向四末流注。五输穴的井、荥、输、经、合都是起于最远端的穴位,渐渐地向心顺序排列,就是根据阳气由四末向内向上向脏流注的规律。十二经的"本"都是在膝肘以下部位,"标"在头胸背,"标本"、"根结"都反映了经络气血在人体流注的情况,这给远端穴位主治的选择性和特异性,头面、躯干穴位主治的邻近性、广泛性以理论上的说明。

五输穴是阴阳之气出入交会之所,在预防、诊断、治疗上都有着重要意义。凡五运六气升降失常而尚未发病者,皆可取五输穴预防。如常灸足三里、按摩涌泉,增强先天、后天之气,预防疾病,祛病延年。《内经》中的三部九候切诊法,其中部的太渊、经渠、合谷,下部的太冲、太溪、冲阳,都是五输穴,且大部分是原穴,尤以寸口脉(太渊)、太溪、冲阳最为重要。寸口为脉之大会,决生死;太溪决先天肾气有无;冲阳候后天胃气之强弱,由此可见,切脉的主要位置皆属五输穴所在。在治疗疾病方面,可根据五输穴的主病特点,单独选用五输穴,又可根据证候的虚实,结合五输穴的不同属性及生克关系,按照"虚则补其母,实则泻其子"的原则进行配伍使用。从实践来看,按照生克关系配伍使用的疗效优于按症单独选用五输穴,在作用上有叠加现象。

随着科技的进步,对五输穴的研究也逐渐深入,如有人运用阴极射线导波器对182人进行了通过经络活动现象观察补泻母子穴的变化规律,证明了母子穴通过针刺补泻之后,出现不同的变化——补时母高子低,泻时子高母低,为临床应用提供了客观依据。从西医学来看,五输穴的高疗效与几个方面有关:根据大脑皮质的投射关系,五输穴所在部位在大脑皮质投射区最大,刺激作用较强,能较好地激发脑部分泌内啡肽,以调整和抑制体内因疾病而引起的各种功能紊乱和疼痛;从神经系统的整合功能来看,五输穴位于肢体远端,是肢体功能最灵活、感觉最敏锐的部位,与机体其他部位穴位相比,若受到同等量刺激,五输穴传入冲动要强得多,对高级中枢大脑皮质的影响也大得多,其神经反射调节或神经体液调节机体各种功能活动就越活跃、广泛;根据全身律理论,膝肘以下的相对独立部分最多,针刺这些独立部分的穴位,对人体相应部位的病变的疗效特好,五输穴的高疗效与全息律理论也有一定关系。另外,经络感传现象的出现,普遍以膝肘以下部位比较明显,膝肘以上部位次之,凡感传现象明显者,针刺效果好。

(二)脏腑病多用俞募配穴

俞、募穴均属特定穴,在针灸临床上具有非常独特的地位。俞穴是五脏六腑之气输注于背腰部的腧穴,简称为"背俞穴";募穴是五脏六腑之气结聚于胸腹部的腧穴,简称为"腹募穴"。临床上既用于诊断疾病,又用于治疗疾病;既可单独使用,又可联合运用。

俞穴首见于《灵枢·背腧》,文中记载了五脏背俞穴的名称和位置,并指出:"按其处,应在中而痛解,乃其腧也"。《素问·气府论》提到了六腑俞,但未列出穴名。《脉经》明确了除"三焦俞"和"厥阴俞"之外的十个背俞穴的名称和位置;《针灸甲乙经》补充了"三焦俞";《千金方》补充了"厥阴俞"。募穴首见于《素问·气府论》,但未列出其具体名称和位置;《脉经》明确了除"三焦募"和"心包募"以外的十个募穴的名称和位置;《针灸甲乙经》补充了三焦募"石门";后人又补充了心包募为"膻中"。至此,俞、募穴均已完备。关于其临床运用,《素问·奇病论》指出:"此人者,数谋虑不决,故胆虚,气上溢而为之口苦,治之以胆募、俞"。这是关于俞、募穴临床治疗疾病的最早记载。后世较有代表性的著作如《难经·六十七难》认为:"五脏募皆在阴,而俞在阳者,何谓也? 然阴病行阳,阳病行阴,故令募在阴,俞在阳"。明确指出了针刺治疗脏腑病要"从阳引阴,从阴引阳"的原则。《针灸甲乙经》则着重阐述了俞、募穴的定位和刺灸方法,为后世运用其治疗脏腑病打下了基础。

俞、募穴在人体上的分布有两个明显的特点:一是阴阳相对;二是紧邻脏腑。俞穴分布于背腰部,属阳,主动;募穴分布于胸腹部,属阴,主静。两者均不以各自经脉循行的位置排列,而是据其脏腑所在的解剖位置上、下依次排列(尤其是募穴与相应脏腑的位置更为接近),从而形成了俞穴-脏腑-募穴的前后对应关系,体现了俞、募穴之间刚柔相济、阴阳相通、以脏腑为本的特点。

俞、募穴的特殊分布形式准确地揭示了其生理病理意义。《难经本义》认为俞、募穴是"阴阳经络气相交贯,脏腑腹背气相通应,所以阴病有时而行阳,阳病有时而行阴也"。说明了在生理上俞、募穴是五脏六腑之气转输和汇聚的处所,病理上俞、募穴是内脏和体表病气出入的部位,是运用俞、募穴诊断和治疗疾病的理论依据。

气街是脏腑经气聚集和通行的场所。俞、募穴和气街理论的关系主要表现在:气街理论阐明了头、胸、腹、背和下肢各经穴在前后、内外之间均有联系的通路,气街的分布是横贯脏腑经络,前后相连,按横向的形式将脏腑与其在体表的相应部位紧密联系在一起,揭示了脏腑经络之气血除了按十四经所描述的纵向流注形式以外的横向流注规律。俞、募穴是本脏本腑气血流注形式中横向流注生理现象的具体体现。"俞募配穴法"就是在气街理论的指导下产生的。

俞、募穴之临床运用主要体现在诊断脏腑病和治疗脏腑病两个大的方面。由于俞、募穴与各自所属的脏腑有着横向的密切联系,因此当脏腑发生病变时,常在其相应的俞、募穴上出现压痛、过敏、组织板硬、松软、凹陷、隆凸、变色、丘疹、结节状或条索状物、皮肤电阻降低、导电量增高等阳性反应,根据这些异常反应,临床上可用于协助诊断相关脏腑病,如气管、支气管炎、肺结核等肺部疾患在肺俞、中府上常有压痛存在;胃脘痛在胃俞、中脘上可找到阳性反应点;胆囊炎、胆石症等胆道疾患在胆俞、日月上有阳性反应点等。

运用俞、募穴治疗疾病,主要包括以下三个方面:

1. 运用俞穴或募穴治疗相应脏腑病 从生理上而言,俞、募穴是五脏六腑之气输注或汇聚的部位;从病理上而言,俞、募穴是五脏六腑和体表之间病气出入的处所;从解剖角度看,俞、募穴位置对应于相应的内脏;从经络学的角度看,俞、募穴则是五脏六腑经气横向流注的具体体现。因此当某一脏腑发生病变时可取其相应的俞穴或募穴来施术治疗。如肺结核,肺气肿,急、慢性支气管炎等可取肺俞或中府治之;遗尿、尿潴留可取中极或膀胱俞治之等。

虽然俞、募均可用于脏腑病的治疗,但应用时还略有区别:即脏病多取背俞为主,腑病多取腹募为主。如心痛、心悸等往往取心俞、厥阴俞为主治疗;而胃痛、呕吐等则往往取中脘为主治疗。就后者而言,是根据俞、募穴与相应内脏的位置关系来应用的。由于募穴较俞穴更接近于相应的脏腑,经气更易于疏通与调节,当病情发展较急时,根据"急则治其标、缓则治其本"的原则,如因前列腺炎引起的急性尿潴留患者,首先应选中极为主以解除尿潴留,当症状缓解后再配以膀胱俞、肾俞等治之。

2. 俞、募穴同用治疗相应脏腑病 俞、募穴不仅可以单独使用来治疗脏腑病,还可以气街理论为指导进行配合而运用于临床,这种某一脏腑相关的俞募穴配合使用的方法称之为"俞募配穴法",临床运用甚广,如肝部疾患肝俞、期门合取;大肠疾患大肠俞、天枢均选等皆属俞募配穴法。

3. 五脏俞治疗五官、五体病 根据五脏与五官、五体在生理上的相互联系，当五脏发生病变时，常可影响到相应的五官、五体。背俞穴分布于足太阳膀胱经，膀胱经通于督脉并入络于脑，脑为元神之府，神气的虚实盛衰主要通过五官、五体的功能表现反映出来，故五脏俞穴还可用于治疗相应的五官、五体病，如目疾取肝俞，耳鸣、耳聋取肾俞，痿证取脾俞等均属此类。

综上所述，俞、募穴作为具有特殊意义的一类腧穴，临床运用甚为广泛，对一些相关脏腑病的治疗能收到满意效果。特别是针刺时针感能直达脏腑，使脏腑经络功能得到迅速调整，这是其他许多穴位所不及的。但针刺这些穴位时还须严格掌握角度、深度和方向，以防刺伤重要脏器，造成不良后果。

四、辨证施用不同的运针手法提高疗效

针刺的运针操作，包括多种内容，但经常是综合使用。从进针、探找针感（寻气）、施用补或泻手法到退针，都有不同的操作手法，临床上辨证施用运针，可提高疗效。主要的有如下几种：

1. 进 即将针从浅层刺入深层（包括穿皮、探找针感和施用补泻手法）。操作时可缓慢捻进或迅速垂直刺入，主要根据病情和刺入部位而定。

2. 捻 即将针来回捻转。捻转是进针或退针常用的操作手法，同时也是催气和施用补泻的手法。一般来说，捻针角度不宜过大，且应往返回旋，以免引起疼痛和滞针。

3. 捣 即将针快速上下提插，以增强调节气血的操作方法。一般提插的幅度大、频率快，刺激量就大；反之，提插的幅度小、频率慢，刺激量就小。采用这种手法时，要注意病情，以免因刺激过强而引起晕针。同时，还要注意刺入部位，如针刺部位有脏器时（如期门、哑门等穴），不应捣刺，以防刺伤脏器，引起不应有的事故。分布在体表器官周围的穴位（如睛明、球后穴等），以及骨上的穴位（如百会、印堂穴），均不宜用捣法，防止刺入过深，损伤器官，或刺入骨膜，增加患者痛苦。

4. 刮 即用拇指腹轻按压针柄顶端，以中指甲沿针柄由下向上刮动。这种运针法刺激较轻，可作为留针期间增强针感的辅助手法，也可作为补或平补平泻手法的操作。适用于对针刺敏感的患者。

5. 弹 即用中指弹动针柄。此法多在进针有针感后或在留针期间使用。应用此法除可增强针感外，还可代替补或平补平泻的部分手法，适用于对针刺敏感的患者。

上述运针手法操作，必须根据病情，患者体质及针下气至盛衰辨证施用。如用"捣针"手法，以患者有较强针感，能耐受为度。

第二节　取穴配穴原则

针灸在治法上虽然与药物不同,但治则是一致的,其同样以整体观念为基础,在经络学说指导下,根据脏腑经络的病候,通过四诊八纲的分析、归纳,推求病因,确定属何脏何经,而定出相应的治则和治法。

针灸治疗的作用点是散布在经脉上的穴位,而穴位又是脏腑经络气血流注、转输、聚会于体表的所在。由于经穴和脏腑经络在生理上息息相关,在病理上有密切联系,因此,古代医家在长期的医疗实践中,通过对脏腑经络病候和穴位主治作用的观察,根据"经脉所过,主治所及"的客观规律,总结出"循经取穴"的原则。由于脏腑的功能不同,因此,不同经的穴位,其主治作用不同;就是同一经的穴位由于经气流注、聚会不同,其主治作用也有区别。针灸论治时多种配穴法,正是根据穴位相对特异性的这些特点而总结出来,因而具有一定规律性。以下是"岭南陈氏飞针"疗法所倡导的取穴配穴原则。

一、循经取穴

这是针灸处方配穴的一个总的原则,是在明确辨证的前提下,直接选取病变(或有关)经脉上的穴位。具体运用时,又可分为循经远道取穴和局部取穴。

1. 循经远道取穴　主要选取与病变脏腑经络有关经脉循行远隔部位(肘或膝以下)五输穴作为主穴或配穴。由于这些穴位具有远近调节的功能,对本经或有关经脉头面、躯干、脏器疾患有直接调和的作用。施治时可根据经脉的直属和络属关系以及循经流注特点,灵活选择本经、表里经或同名经穴位,这种取穴法主要适用于脏腑或器官病变。如肝阳亢盛头痛取太冲;齿痛刺合谷等。陈教授采用足阳明经"合穴"足三里为主治疗急性阑尾炎165例,其中146例痊愈,总有效率达88.4%;刺手厥阴心包经"郄穴"郄门为主治疗心绞痛22例,症状缓解21例,无效1例,有效率99.5%。

根据经络的直属和络属关系以及循行流注特点,临床取穴时,可灵活选择如下的几种方法。

(1)本经取穴:这是一种直接选用本经的穴位,治疗本经所发生的病症的取穴方法。常用的穴位有"五输穴"、"原穴"、"郄穴"等。"五输穴"的"井穴"多用于热性病及昏迷疾患(如高热、高血压昏迷可取十二井穴刺血);"荥穴"和"输穴"主治脏腑及发热病症(如神志疾患取神门,潮热取鱼际);"经穴"主治喘咳寒热;"合穴"多用于逆气而泄的疾患(如气喘咯血取尺泽,胃肠病泄泻取足三里)。四总歌诀概括的"肚腹三里留,腰背委中求,头项寻列缺,面口合谷收"是临床上常用有效的本经取穴法。

(2)表里经取穴：这是根据经脉的互相属络关系而取穴。例如风寒咳嗽可取肺经太渊和大肠经合谷(肺与大肠经相表里)，胃病取胃经足三里和脾经公孙等。

(3)同名经取穴：十二经脉手足三阴、三阳在经气循行流注上均有密切的联系，因而在治疗上有互相协同的作用。例如胃火牙痛可取足阳明的内庭和手阳明的合谷；肝气郁结引起胸胁痛可刺手厥阴内关和足厥阴太冲等。

(4)左右交叉取穴：这是根据经脉的左右对应联系特点，而采用"左病取右"，"右病取左"的一种远道取穴法，古代称为巨刺和缪刺(巨刺治病在经脉，刺经穴；缪刺治病在络脉，刺井穴出血)。临床上对患侧取穴疗效不显，取健侧相应穴位治疗而获效的治法，正是根据这一原理。

此外，还有上病取下，下病取上等循经取穴法，临床上可根据穴位主治及病情酌情运用循经取穴原则。

2. 循经邻近或局部取穴　这是根据经络具有"经脉所过，主治所及"的功能，而选取病部循经所过的穴位，直接疏通病部经络气血，达到"通则不痛"的治疗目的。如耳疾取听宫、听会，膝痛取犊鼻，肘痛取曲池等。但应注意如局部红肿热胀，则不宜在患处针刺，可选病部循经所过邻近穴位。这种取穴法在临床上应用很广泛，但必须注意结合整体辨证，并与有关穴位配合使用，才能丝丝入扣，切中病机，避免局限性。教授采用此法治疗 1248 例痹证，有效率达 96.1%。

二、常用重要配穴

针灸取穴必须根据病情，除选用有针对性的主穴外，还应选用一些相关的穴位作辅助，才能发挥疗效。如对脏腑气血有直接调和作用的"俞募穴"、"原穴"，治疗本经急性痛证的"郄穴"和"八会穴"等。教授曾用"滋阴祛瘀法"治疗消渴症(糖尿病)33 例，主要选肾俞、脾俞、肝俞等滋阴养血固肾，并辨证配伍肺、胃、肾经穴用平补法，经一疗程 3 个月治疗，其中近期痊愈 16 例(三消症状消失，血糖正常，尿糖转阴)，显效 3 例，有效 10 例，无效 4 例，总有效率 87.8%。

按照患者就诊时突发症状或兼症，适当选配有关穴位，随症治疗。如发热配曲池，呕吐配内关，食欲不振配足三里等。这些随症配穴对改善兼症，促进整体功能康复颇有助益。

以上取穴配穴原则，充分体现了针灸辨证论治特点，是对针灸辨证施治理论及临床应用的阐发，临床上可根据以上针灸辨证特点做出正确的辨证，制订治疗方案，根据针灸配方规律选穴处方，在辨证基础上采取不同的针刺手法进行操作。故针灸辨证施治是针刺法的基础，也是针刺法的应用原则。

第三节 以辨证施治为基础的分级补泻手法

针灸治病必须坚持在辨证基础上施针，正如《灵枢·九针十二原》所提出："粗守形，上守神"，针刺之前，首先明确诊断，辨别病位，是属何经何腑，在表还是在里，病性是属寒还是属热，是虚证还是实证。在辨证基础上确立针刺当补还是当泻，并且在针刺时注意"治神"，全面观察患者的神态和机体气血盛衰的情况，而定出补泻的治疗原则和方法。

针刺补泻手法，是针刺施治的一个总的概括。有关补泻手法的操作，历代医家为我们提供了丰富的内容，有单式的捻转、徐疾、提插、迎随和复式的烧山火、透天凉等，更有不消毒的"以口温针为补"的记述。由于古代记述补泻手法纷纭不一，使学者莫衷一是，因而留存有"只可意会，不可言传"的神秘色彩，从而直接影响针灸疗效的提高和推广。

针刺是一种治疗手段，是促使疾病向痊愈方面转化的重要外在因素。但要达到补虚泻实的治疗目的，还必须通过脏腑的气化功能（内因）才能起作用。因此，合理的补泻手法，应根据中医学辨证论治的原则，从整体观念出发，按照个体不同的生理病理状态而决定（如体质、病情及病的不同阶段、年龄、情志、居住地气候环境以及针下气至盛衰等情况），把补虚泻实的原则与当时的病情灵活地结合起来。也就是说，应根据不同性质的矛盾，用不同的方法去解决，而不能墨守成规，一成不变。因此，辨证施治应贯穿于整个治疗过程，按照病情的转变而调整。

基于上述认识，教授以古代徐疾补泻、捻转补泻及提插补泻为基础，通过长期临床实践验证，总结出较规范化的分级补泻手法，并订出相应的主、客观指标。这种具有传统基础的规范操作，能提高临床疗效，而且在教学中为广大学员所接受。

第四节 导气针法——针游于巷

疾病的发生和发展主要是脏腑经络遭受致病因素侵袭，致气血运行不畅，阴阳失调引起。针刺治疗是在明确辨证前提下，通过补虚泻实，疏通经络气血，使脏腑阴阳调和而获效。

脏腑经络均各有司职，故针刺相关经穴，能直接调和相关脏腑经络气血，但不同的刺法，却具有相对独特的疗效，故古代医家有针下"针游于巷"及"气至病所"之说。但古籍有关"导气"操作欠详，教授通过长期临床探索，初步总结了导气操作手法，分为循经远端导气与局部辅助引导经气，具体如下：

一、循经远端导气

进针针下得气后，稍提针，针尖朝病所，若导气上行，逆时针捻转270°，速回还反复运针，导气上行。若导气下行，针下得气后将针尖朝下，顺时针捻转导气下行。

当针下导气至适当部位后，则可施用补（或泻）手法。

二、局部辅助引导经气

在一般情况下，取穴与刺法合度，针下可出现针感，或向远端扩散"针游于巷"，针下得气敏感者较明显。若患者病久体弱，气血虚，针下气至迟而弱，则可采用引导经气法。

1. 沿经循按调气　术者用指沿所刺经循按（导气上行则从针处向上循按，下行则从针处向下循按），或用艾条温灸。

2. 关闭引气　导气上行用押手紧按针后处经穴，反之则按针前处经穴，引气下行。

针刺是按照病情辨证施用补泻手法，而针刺是通过疏通经络气血，调和阴阳平衡而获效，故古人特别注重针下"气至有效"。华佗刺法更进一步提出针感向远端扩散的"针游于巷"以加强疗效。个人体验如针下得气后施用导气补（或泻）手法，宜尽量导气"过关"（如指痛刺外关导气过"腕关"，肘疾刺手三里穴过"肘关"）；刺局部穴位（如肩疾刺肩髃，针下气扩散至肩周；如胃脘痛刺足三里导气过膝抵腹）达"气至病所"，更可收事半功倍之效。

数年前陈教授应邀美国讲学期间，加州医院一急诊科医生因过食生冷突发腹痛、恶心，邀诊治：患者女性，40岁，症见患者神情痛楚，面色无华，以手按腹，呻吟呼痛，伴时恶心。既往无胃病史，腹柔喜按，脉细数，舌淡苔白腻。

症脉合参：寒冬劳倦，正气本虚，复过食生冷之品，寒滞胃脘，胃气失调而成病。诊为胃脘痛。

取平卧位刺足三里（右），进针4分许，患者则感下肢穴周上下麻痹感，行关闭导气法，患者诉针下现"气泡"状上行至腹，继用平补法捻转运针，则感微温，腹痛顿失。留针20分钟退针后，患者神情喜悦，活动腹无不适，症平矣。

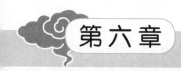

第六章

岭南陈氏针法

第一节 针 具

针刺的工具,在远古时代是用砭石(磨尖的石块)或骨针,随着科学、文化的进步而不断得到改进。古代用石、骨或生铁制成的针,已为近代的不锈钢、金、银或者合金针所代替。而不锈钢针,不但针质柔韧,而且粗细多样,更适用于临床。

现代常用的毫针针体较古代针体圆细,长度规格为0.5寸、1寸、1.5寸、2寸、2.5寸、3寸、3.5寸等。针身粗细有0.18mm、0.20mm、0.22mm、0.25mm、0.30mm、0.35mm等几种。毫针上端多用银或铜丝缠绕,便于握持,这部分称针柄,下端称针体,针柄与针体连接部称针根部。

"岭南陈氏飞针"通常多选用长度1寸、直径0.35mm的一次性使用针灸针,运用"岭南陈氏飞针"进针法,可达到无痛、无菌、快速、准确的效果。

第二节 针刺前的准备

规范化的针刺操作可以有效地防止医疗差错事故的发生,而安全无副作用是针灸医学得以长久发展的保证,故应从术前准备、针具和体位的选择到针刺角度深度及针刺注意事项详列一整套针刺操作规程,以指导针灸临床工作。

针具选择提倡用一次性针。术前除根据病情及刺入部位,选择适当长度的针外,还需再一次检查针具质量,只有排除裂纹、缺口、锈点、弯曲、针尖起钩的针才能使用。

在整个治疗过程中,要做到精神集中,细致认真,这是保证治疗顺利进行、防止事故发生的有效措施。

做好解释工作:对于初次接受针刺治疗的患者,应该让他们了解针刺治疗的常识,以消除顾虑,增强治疗信心,配合治疗。精神过于紧张、饥饿、疲乏、酒醉的患者,不宜立即给予针刺,以防发生晕针。

一、患者的体位

患者在治疗时所处的体位是否合适,对于正确定取腧穴和顺利进行针刺操作有一定影响。为了显露针刺部位便于操作,患者应采取较为舒适安稳的体位。体虚、久病或精神紧张的患者,尽量采用卧位。在留针或操作时不可随意改变体位,以免引起疼痛或弯针、断针等事故。

(一) 选择体位的原则

1. 选择体位应以医者能正确取穴,操作方便,患者肢体舒适,并能持久为总的原则。

2. 在可能的情况下,尽量采用一种体位而能够暴露针灸处方所列的穴位。

3. 凡给患者针刺不论采取什么姿势都必须让患者精神安定,肢体放松,肌肉松弛,自然舒适。由于治疗需要结合某些穴位的特点而必须采取不同的体位时,应注意患者的体质和病痛情况。如患者有肢体畸形或肢体疼痛剧烈,活动受限者,应根据情况灵活选用适宜的体位,不能采用勉强姿势。

4. 针刺操作时,不论取什么穴位都必须让患者有所依靠,适当支撑,决不能悬空而刺。故凡刺前要靠后,刺后要依前,刺左要扶右,刺右要托左。针上下肢、手足穴位时,要在将肢体安置妥当后再刺。一般可采取卧位,尤其对体质虚弱、小儿、过敏或精神紧张者,有晕针史和初次受针的患者,采用卧位可以防止晕针的发生。

5. 嘱患者尽量把体位放得舒服自然,并在留针时间内不可随便移动肢体,以免发生弯针、折针、滞针等。

6. 在天气寒冷或室温较低时,针刺操作宜注意减少皮肤的暴露面,或适当减少留针时间,以防受凉或并发他症。

7. 对患有精神病狂躁不安,或癔症发作、昏迷、躁动等不合作的患者,要有熟练的助手或合适的随员等帮助固定体位后方可施针,以防意外。一般仅运用适当手法,达到目的即可快速出针,不宜置针久留。

(二) 针刺常用的体位

临床常用的针刺体位主要分为卧位、坐位两大类。

1. 卧位 适于全身各部位腧穴的针刺,并且患者舒适安全;

(1)仰卧位:适宜于取头、面、颈、胸、腹部腧穴和上肢掌侧、下肢前侧、手足等部位的腧穴。用此姿势时,膝关节下,应以物垫高一些,以免肌肉紧张或膝部强直不适。

(2)侧卧位:适宜于取一侧头、面、颈、胸、腹、臀部及上、下肢外侧、足部等腧穴。

（3）俯卧位：适宜于取后头、项、肩、背、腰、臀部腧穴及上肢的部分腧穴。

2. 坐位　按针刺部位的不同，可选用如下坐位。

（1）仰靠坐位：适宜于取前头、颜面、颈前及上胸部的腧穴。

（2）俯伏坐位：适宜于取后头、项、肩、背部的腧穴。

（3）侧伏坐位：适宜于取侧头部、面颊和耳前后部的腧穴。

（4）正坐托颐位：适宜于取头顶部、项部的腧穴。尤以针刺风府、风池等穴时为宜，既便于针刺操作，也可避免头部摆动不稳。

（5）取上肢部穴位时，还可采用如下坐位。

屈肘仰掌位：适于取上肢前臂掌侧和手掌部的腧穴。

伸肘仰掌位：适于取肘关节掌侧面的腧穴。

屈肘俯掌位：适于取前臂背侧及手背部的腧穴。

屈肘拱手位：适于取前臂桡侧的腧穴。

二、定穴和揣穴

针刺前医者必须将施术的腧穴位置定准，腧穴的定位简称"定穴"。医者以手指在穴位处进行揣、摸、循、按，找出具有指感的穴位，称为"揣穴"。《针灸大成》指出："凡点穴，以手揣摸其处……按而正之，以大指爪切掐其穴，于中庶得，进退方有准也。"

腧穴定位的准确与否，直接关系到针刺的疗效。在针刺前，医者要根据针灸处方选穴的要求，按照腧穴的定位方法，逐穴进行定取。为求得定穴的准确，可用手指按压、捏掐等，以探求患者的感觉反应。一般来说，当按压局部酸胀感应较明显处即是腧穴的所在。可以用指甲轻掐一个"十"字纹，作为针刺的标记。

三、无菌操作

施用针刺必须注意严格消毒灭菌。目前针灸消毒存在的主要问题是对进针无菌操作认识不足。针刺疗法是将针刺进穴位至一定深度，穿透皮肤、肌层，而某些部位穴位下为脏器，如操作消毒不严，引起感染，将导致严重后果。

进针形式很多，古代用手指挟持针体进针是一种污染操作，当时由于科技条件所限，是可理解的，但时至今日，目前大部分医院使用的都是经消毒灭菌的一次性针具，有些操作者仍沿用古法，只经乙醇棉球擦后则持针体进针，根本达不到严格消毒的目的。

针刺消毒不严格有可能引起感染，不但增加患者痛苦，亦不利于针灸推广，防碍针灸为世界医学所认同，所以，应高度重视针灸操作消毒灭菌。

针刺前的消毒灭菌范围应包括针具器械、医生的手指和患者的施针部位。

（一）针具消毒

过去针具消毒，由于当时科技条件所限，多采用如下消毒方法：

高压蒸气消毒：将修整好的针具用纱布包扎好，放在密闭的高压蒸气锅内消毒，一般在$1.0 \sim 1.4 kg/cm^3$的压力，$115 \sim 123℃$的高温下，保持30分钟以上即达消毒要求。

煮沸消毒：将针具用纱布包扎好后放入清水锅内，进行煮沸。一般在水沸后再煮$15 \sim 20$分钟，亦可达到消毒目的。因此法不需特殊设备，在基层单位较为常用，但容易使针尖变钝。如在水中加入碳酸氢钠使成2%溶液，可以提高沸水温度至$120℃$，且有降低沸水对针具腐蚀的作用。

药物浸泡消毒：可将针具放在75%乙醇溶液内浸泡30分钟，取出擦干后即可应用。也可置于0.1%新洁尔灭加0.5%亚硝酸钠的器械消毒液内浸泡30分钟后，擦干使用。

直接与毫针接触的针盘、镊子等也需进行消毒。

随着社会发展与科技进步，近年已采用密封消毒一次性针具，更有效防止交叉感染。

（二）医者手指消毒

1. 实施无污染操作　为避免操作污染，医者只能用刺手握持针柄，而不能持针体捻刺，这就要求操作者必须加强基本功锻炼，特别是指力锻炼，如用长针进针，替代办法是用消毒干棉球或镊子挟持针体刺入穿皮后再捻进。

2. 强化手部卫生　清洁洗手是防止交叉感染和自我保护的重要环节，首先要求医生在施术前要用肥皂水认真清洗双手，工作时不戴饰物，遵守洗手六步法，用洗手液快速有力揉搓时间不得少于$10 \sim 15$秒，手指各指的侧面和指关节背面、指甲下面要清洗到位，并在流动水下反复冲洗，用清洁毛巾擦手或烘干，禁止手清洗后在工作服上擦干。当手皮肤有伤口时要注意有效地戴手套进行保护。

（三）腧穴部位皮肤的消毒

穴位皮肤消毒应按正规无菌操作，在患者需要针刺的穴位皮肤上用0.5%的碘伏棉球涂擦或75%的乙醇棉球涂擦，擦时应从腧穴部位的中心点向外绕圈擦拭。或先用2.5%的碘酊棉球涂擦，待稍干后再用75%乙醇棉球涂擦脱碘。穴位皮肤消毒后，必须保持清洁，防止再污染。

（四）治疗室内消毒

针灸治疗室内的消毒，包括治疗台上用的床垫、枕巾、毛毯等物品，要按时换洗晾晒，如采用一人一用的消毒垫布、垫纸、枕巾则更好。治疗室也应定期消毒净化，保持空气流通，环境卫生洁净。

四、押手的运用

知为针者信其左——针刺前揣穴的重要性

"知为针者信其左"语出《难经·七十八难》,原文曰:"知为针者,信其左,不知为针者,信其右。当刺之时,必先以左手压按所针荥、俞之处,弹而努之,爪而下之,其气之来,如动脉之状,顺针而刺之"。这里《难经》强调的是左手在进针之前于所针的腧穴上按压、弹努、爪切,以促使局部经气隆盛的重要性。后世医家又有所发挥,左手的应用已不仅仅限于进针之前,而是在整个针刺过程。现代针灸教科书和临床医生在研究针刺手法时,只注重右手的应用,而忽视了左手的作用。《难经》以是否重视左手的应用作为判断一个针灸医生技术好坏的标准,是有其深刻的理论和实践依据的,应该引起针灸医生的高度重视。

1. 几种常用的押手辅助手法

(1)揣摸:以手指反复触摸腧穴部位,根据局部的骨性标志、肌腱、肌肉纹理及动脉搏动等情况以确定穴位。《针灸大成》释此法为:"揣而寻之。凡点穴,以手揣摸其处,在阳部筋骨之侧,陷下为真。在阴分郄腘之间,动脉相应。其肉厚薄,或伸或屈,或平或直,以法取之。"

(2)按压:以拇指或食指按压腧穴或其上下,询问患者有无酸、麻、胀、痛反应,或察知局部有无结节、包块及条索状物,或用以暂时阻滞经气,引导气至病所。

(3)爪切:以拇指或食指的指甲或指尖切压腧穴局部以宣散局部气血,减轻进针时的疼痛,或引导准确进针。

(4)弹努:以拇指弹拉中指,使中指搏击穴位,或以食指交于中指,令食指弹击穴位,以激发经气,使腧穴局部经气隆盛。

(5)循摄:循,指将食、中、无名三指平直以三指掌面于穴位上下揉按,使气血循经而来。此法多用于针后不得气的患者;摄,指以拇指指甲于穴位上下循经切按,用于邪气阻滞经气不行者。循、摄两法多同时应用。

2. 揣穴的作用

(1)准确取穴:人体的经穴和经外奇穴,皆有固定的分寸,这是准确取穴的基础。但是,不同的个体之间,气血输布存在着一定的差异,因此取穴也不能一成不变。《针灸大成》有"宁失其穴,勿失其经"之说,说明取穴有一定的灵活性,宜因人而异。窦汉卿在总结其临证经验中提出"在阳部筋骨之侧,陷下为真;在阴分郄腘之间,动脉相应",这为关节附近和解剖标志比较明显的部位的腧穴定位提供了方便的定位方法。但仍有很大一部分穴位,既不位于关节附近,又缺乏明显的解剖标志,这些部位的腧穴可在骨度分寸的基础上,辅以左手揣摸手法以确定穴位。凡腧穴处,按压时多有酸胀、发麻或疼痛反应,有的可触及皮下的结节或条索状的反应物,有的则表现为按压该处患者感觉舒适或症状即见减轻,针刺这些部位,有较好的针感和疗效,虽然这些部位与常规的定位方法之间存在一些差距,这正是有经验的临床医生取得独特疗效的窍门之一。例如:取背俞穴治疗内脏病证,虽然可以脊椎棘突下的凹陷作为解剖标志,但旁开1.5寸的宽度因人而异,不好把握。《灵枢·背腧》说:"……欲得而验之,按其处,应在中而痛解,乃其腧也。"这就是寻找敏感点或能立即使疼痛缓解的有效点的方法。在这些部位进针,多能立见良效。

(2)激发经气:对一些体质虚弱或针感比较迟钝的患者,可于进针前在腧穴处或其上下采用弹努手法,以激发经气。在肌肉较为丰厚的足三里、丰隆、大肠俞、肾俞等处施行弹努手法后,有时可见局部肌肉隆起,此时进针,多有较好的针感。对进针后不得气者,除右手的提插捻转等行针手法外,同时配合左手的循摄手法,在腧穴上下抚摩或轻轻拍击,常可很快获得满意的针感。

(3)减轻进针痛感:如何避免或减轻进针时的疼痛是针灸界长期研究而未能完全攻克的难题,即使现在普遍采用的快速进针手法,仍然只能缩短进针时疼痛的持续时间,而不能完全避免进针时的刺痛感。因为皮肤上的神经末梢的分布十分丰富,进针时不可避免地会有所触及。如果进针前采用爪切手法,在进针部位切压,可以明显降低神经末梢的敏感性,最大限度地减少进针时的疼痛。《标幽赋》中所谓"左手重而多按,欲令气散,右手轻而徐入,不痛之因",即是此法。

第三节 练 针 法

一、常用练针法

毫针练针法,一般分三步进行。针刺手法的练习应先在练针材料上进行。

(一) 纸垫、棉球练针法

1. 纸垫练针 练针用纸垫的制作,用细草纸或毛边纸裁成长8cm,宽约5cm,厚约2cm的纸垫,外用棉线呈"井"字形扎紧,做成练针材料。此法主要是练习捻转。练针时以持笔式持针法将针刺入纸垫后,在原处不断地来回做拇指与食、中二指前后交替捻转针柄的动作。要求捻转的角度均匀,运用灵活,快慢自如,一般每分钟可捻转150次左右。同时还应进行双手行针的练习,以便临床持续运针时应用。

2. 棉球练针 用棉花一握,以棉纱线缠绕为外紧内松,直径为6~7cm的圆球,外包一层白布做成练针材料。因棉球松软,可以做提插、捻转等多种基本手法的练习。捻转练习同纸垫练针法，提插练习则以拇、食、中指持针，刺入棉球后，在原处作上下提插的动作。练习时应达到针体垂直，提插深浅适宜。在此基础上，可将提插与捻转配合练习。总的要求是：提插幅度上下一致，捻转角度大小一致，频率快慢一致，达到得心应手，运用自如的目的。

（二）自身练针法

在进行指力、手法练习的同时，还应进行指感的锻炼。因为针刺纸垫或棉球与针刺人体有根本的差异，为体验不同的手法所产生的不同针刺作用，在通过上法练习，掌握了一定指力和行针手法后，应在自己身上试针，逐渐达到能从指端、针下了解、体会到得气与否的细微变化，以便临床针刺施术时心中有数，提高针刺手法的操作水平。

（三）相互练针法

在自身练习比较成熟的基础上，模拟临床实际，两人交叉进行试针练习。要求从实际出发，按照规范操作方法，相互交替对练，练习内容与"自身练针法"相同。通过相互试针练习，以便进入临床实际操作时心中有数，不断提高毫针刺法的基本技能。

二、刺法练习要领

指腕力量的练习是针刺手法的基础。持之以恒、循序渐进的手法练习，不仅对初学者至为重要，即便是训练有素者仍然应该坚持不懈，如此则能"手如握虎"，"微推其针气自往，微引其针气自来"，达到预定的得气效应。

（一）指腕力量的练习

毫针针体细软，犹如毛笔之端，没有相当的指力和熟练的技巧，很难掌握好毫针出入自如，减少进针疼痛，防止弯针、滞针和晕针。故行针之法首重指力练习。《灵枢·九针十二原》说："持针之道，坚者为宝，正指直刺，无针左右。"指力练习，应先练直刺，务求其针体垂直于实物，切勿左右倾斜。较简单的方法是左手持实物（如折叠的毛边纸垫、棉纱球、布团或橡皮块），右手用拇、食、中三指指腹夹持针柄直刺物体，待直刺出入自如后，再练习捻转和提插手法。捻转时要求针尖保持原位不变，切忌上下移动，在指力日进过程中，要不断提高捻转的频率，掌握捻针幅度；提插时要保持幅度均匀、起落有度、深浅适宜和针体的垂直，在指力日进过程中，要不断提高提插的频率，掌握在小幅度范围内提插技巧。待运针自如后再练习捻转提插合并运用，并随着指力增加而逐渐加厚纸层，针也可从0.5寸改为1寸。

要掌握针刺技术，除要有适当的指力外，还要有腕力的支持和配合，毫针才能进退自如，减少疼痛，防止弯针、滞针。术者指腕力量的练习，是针刺手法的基础。腕力锻炼用小线缚半市斤的石块，腕稍背伸，指握线端捻搓，以增强腕力。

上述两种方法可交替进行。如熟练后则可转在自己身上练习,刺肌肉较丰厚的足三里、曲池、合谷等穴,通过实践体会针感。当运针感到捻转轻快,提插自如,无明显痛感时,则指力和运针操作基本功已初步掌握,可在老师指导下做临床实习。

(二)押手与刺手协同配合

针刺操作一般是左右手的协同操作(协助进针手为押手,持针手为刺手),配合完成的。在进行指力练习时应左右手同时练习。

1. 押手练习 将押手五指自然分开,按在桌面上或书本上,进行向前、后、左、右的反复推压,以练习手指和手腕的力量。然后将押手的拇指或食指放在书本或小沙袋上做向前、后、左、右的推揉和向下的按压,以练习拇、食指的指力。练习押手的指力是为在针刺时,押手能扪清穴位处肌肉的厚薄、穴位的深浅,并且有协助刺手进针时所需的押按协调的持久力量。

2. 刺手练习 先用刺手拇、食二指或拇、食、中三指捏持针柄,在空中向上下、左右、前后等方向横向、斜向、直向反复进退以练习手腕的翻转灵活和持针向几个方向进针的速度。然后以押手持纸垫,右手拇、食、中指持1~2寸长毫针的针柄,如执笔状持针,使针尖垂直地抵在纸垫上,用刺手拇指与食、中二指前后交替地捻动针柄,并逐渐地施加一定的压力,持针穿透纸垫后另换一处。反复练到针体可以垂直刺入纸垫,针体不弯,不摇摆,进退深浅自如时,说明指力已足,可继续进行针刺手法的练习。

(三)不同手法的练习

捻转手法的练习,可先练拇指的力量。即右手拇、食指持针,食指不动,拇指向前、向后均匀捻针。待拇指力量日渐增大以后,再练食指,右手拇、食指持针,拇指不动,食指向前、向后均匀捻针。然后,再用拇、食指交互前后,往返搓捻针柄,使针体左右旋转,反复连续不断。在练习本法时,要求针尖保持原位不变,切忌上下移动。同时,在指力日进过程中,要不断提高捻针的频率,掌握捻针幅度,逐步达到运针自如的境界。

待捻转手法纯熟以后,再练习提插手法。右手三指持针,在物体内上下提插,提针和插针时要保持幅度均匀、起落有度、深浅适宜和针体的垂直。同时,在指力日进过程中,要不断提高提插频率,掌握提插在小幅度(1分左右)范围内行针,用力上提和下插,待上下提插行针自如以后,再练习紧按慢提或慢按紧提的补泻手法。

捻转、提插练习以后,可练习颤法和捣法。颤法,即要求用快速而小幅度的捻转、提插相结合,用腕力带动手指,使针体颤动。捣法又称雀啄术,在进针后,用快速小幅度的提插手法,上下捣动针体,务求针尖在少许范围内上下移动。在指力日进过程中，要不断提高捣针和颤针的频率，达到每分钟 150～200 次。其他如弹、飞、刮、搓、摇等手法，均应在实物上专门练习，持之以恒，循序渐进，才能做到手法纯熟、指力日进。

练指的方法，除在实物上进行之外，还可采用徒手练习的方法，随时随地练习。如经常搓捻右手拇食指，或颤动手腕，或拇食指端捏紧上下捣动等。还可采用五指排开，按压桌子，前、后、左、右推揉按压的方法，来练习指力。

练习时要全神贯注，用内力于指端，达到"如临深渊不敢堕也，手如握虎欲其壮也"的境界，才易于长进。所谓"指力"并不单属指的力量，而是一种内在的气力，这种"气力"只有在全神贯注、运全身之力于指腕时才能产生和日益增强，这点和写字绘画的功夫相似，不是单靠用劲就能提高的。所以古代针灸家都非常强调练习必先调神，《素问·宝命全形论》的"凡刺之真，必先治神"，《灵枢·本神》的"凡刺之法，必先本于神"即都有此含义。因为，针刺的目的是要使针下得气，欲能得气于针端，须贯神气入指力，才能得到最佳效应。而现时练指力者，多求刺之痛少、快捷，大多忽略了这最重要的一点。

三、快速旋转进针法——飞针手法练习

"快速旋转进针法"是陈教授综合多种针刺法的优点，经过多年研究，在"无痛进针法"和"透电进针法"的基础上改进而独创的一种快速进针法。这种进针法是针灸医疗技术和医疗艺术的完美结合，1973 年与日本针灸师访华团交流刺法时，被誉为"飞针"。由于此进针手法独特，长期以来吸引了无数国内外同行和学者前来参观、学习，并多次在国际会议上表演。"飞针"进针要达到轻快而准确，必须使指、腕和前臂协同配合。练习步骤可分为四阶段：

1. 徒手练习　主要是锻炼腕、指的配合，上肢肌肉放松，拇指指腹平放在稍弯曲的食、中指指腹前端，当拇指向后拉的同时，食、中指则向前推（这是推动针旋转的动作），随着惯性向前后伸展，如鸟展翅飞状，手指要求产生摩擦的声响。此阶段主要是锻炼腕力、指力及动作的协调能力。经反复练习，如指及腕动作协调，则可转入第二阶段捻针练习。

2. 捻针　将针先插在纸垫或结实的棉垫上，刺手的拇、食、中三指如上法将针柄转动，目的是增强指力，使动作协调。这是进针的基本功，必须坚持锻炼，一般一天练习 3 次，每次 20 分钟，坚持 1 个月。

3. 持针垂直旋转刺入　这是飞针的初级动作。开始时可选用 0.5 寸毫针，针尖距刺入点 0.2～0.3 寸垂直旋转刺入，抵刺入点前加速旋转并放针（如放针过早则刺入力量不足，不能过皮，放针太慢则形成反弹力或弯针），以后可随熟练程度改用 1 寸毫针，垂直旋转刺入主要是锻炼指、腕力的进一步配合，和控制刺入点的准确。此阶段需练习 3 个月的时间。

4. 摆动旋转刺入　这是利用腕、指摆动的惯性,增强刺入的力量,操作时持针斜放在刺入点旁,当手向刺入点移动时,持针指即搓动,针旋转至高速并抵刺入点时,随着刺手向前移动的惯性,用指、腕将针弹刺入穴内。

指、腕力配合是相辅相成的,推进与刺入时机必须适当,才能达到穿刺力强与落点准确的效果。

第四节　持　针　法

针刺操作一般应由双手协同配合。施针时,多用右手持针操作,左手按压穴位局部,故多以持针的右手为刺手;按压穴位、辅助进针的左手为押手。《标幽赋》中说:"左手重而多按,欲令气散;右手轻而徐入,不痛之因。"说明针刺时双手协作的重要性。

"岭南陈氏飞针"进针方法独特,而进针前的持针方法灵活多变。一般在临床针刺操作时,考虑患者的体位和针刺部位进行相应的调整。同时,在针刺过程中,注重刺手和押手的配合。

一、刺手与押手

毫针操作时,一般将医者持针的右手称为"刺手",按压穴位局部的左手称为"押手"。《灵枢·九针十二原》记述的"右主推之,左持而御之",说明刺手的作用主要是掌握针具,施行手法操作。进针时运力于指尖,使针迅速进入皮肤;行针时施用适当的提插、捻转等手法。押手的作用主要是固定穴位皮肤及局部体位,使毫针能够准确地刺中腧穴。进针时,刺手与押手配合得当,动作协调,可以减轻痛感,行针顺利,并能调整和加强针感,提高治疗效果。

二、现代常用持针姿势

常用的持针法有下面四种。

1. 拇、食指持针法　用右手拇指和食指持住针柄,进行针刺。

2. 拇、中指持针法　右手拇指及中指持住针柄,进行针刺。

3. 拇、食、中指持针法　用右手拇、中二指持住针柄,食指放在针柄末端之上,稍用力下压帮助进针。此法较上二法为好。

4. 执笔式持针法　用右手拇、食、中三指持住针柄,以无名指抵住针身,或以拇、食指持住针柄,中指抵住针身。前法适用于1.5寸以上的长毫针,后法适于1.5寸以下的稍短毫针。中或无名指挟持针柄,可在进针时帮助着力,保持针身的挺直有力,防止弯曲,使着力点集中在针尖上,以保证进针的顺利。本法易于迅速进针,可以减少患者疼痛。技术熟练者一般多用此法。

《灵枢·九针十二原》说:"持针之道,坚者为宝,正指直刺,无针左右,神在秋毫,属意病者。"古人对于持针的要求是很严谨的,持针要牢固端正。手指要做到劲直有力,只有正确地持针,才能保证进针和进针后手法的正确运用。

针刺治疗疾病过程中,针刺操作手法的运用是否得当是直接影响针刺疗效的主要因素之一。针刺操作手法包括刺手(常指右手)和押手(常指左手)的操作手法。对于从事针刺临床工作的医务人员,不仅要重视针刺治疗过程中刺手的操作,还要注重押手的操作,《难经·七十八难》中指出"知为针者信其左,不知为针者信其右",这充分说明押手操作在针刺治疗过程中的作用不可忽视,值得引起我们的重视。

(一) 针前

押手在针刺前的作用体现在以下几方面:准确取穴,激发经气,减轻进针痛感。在本书"针刺前的准备"一节已有详述,此处略过。

(二) 进针

根据穴位的特殊部位及针刺的特殊要求,押手在进针时的作用体现在以下几方面。

1. 协助进针　如提捏进针法,针印堂时,需用押手将印堂处皮肤捏起进针;舒张进针法,针腹部穴位时需用押手拇、食指或食、中指将所针穴位处的皮肤撑开以利于进针;挟持进针法,用长针针刺时,有时需用押手将针夹持以协助进针。

2. 暴露穴位　如针睛明,需用押手将眼球推向外侧;针八邪、八风,用押手将指(趾)分开,更易于进针;丘墟透照海,进针过程中需用左手缓慢小幅度地轻摇踝关节以利于进针。

3. 固定肢体　如给小儿针刺,需用押手将患者头或四肢固定,以防进针时患儿哭闹,出现断针、弯针、误针等情况,顺利地完成针刺过程。

(三) 行针

行针即是进针后施行手法的阶段,针刺疗效的体现是通过施行一定的手法达到的,行针是根据治疗病症的需要而定。押手的作用体现在如下几点。

1. 配合刺手进针,完成进针操作　针刺操作手法中的双手进针法都是押手配合刺手共同完成进针操作的。如指切进针法、夹持进针法等。在指切进针法中押手主要作用是找准并固定腧穴,配合刺手进针;夹持进针法中押手主要起固定针身,防止弯针,协同刺手进针的作用。《灵枢·九针十二原》中对刺手和押手在进针操作时的配合作了精辟的论述,指出"右主推之,左持而御之"。在单手进针的操作中,常以刺手的中指切住并固定腧穴,刺手的中指代替了押手的作用。

2. 配合刺手行气,引导刺手进针　明代针灸家杨继洲的"龙虎升降"法,就是押手配合刺手的行气之法。此针法的操作是:先将针用右手大指向前捻入穴内,再用左手大指向前捻针,得气后左右转动针体,并下按上提(升降)。在刺手进行斜刺或横刺操作时,针刺入肌层或皮下以后,用押手拇指或食指轻按穴下针身处,刺手反复捻转针柄,以激发经气到来。在运用"腕踝针"法或"皮三针"法操作时,常采用平刺,针尖刺入皮下 0.1～0.2cm 后,然后刺手将针身放平,使针身紧贴皮肤表面,然后,用押手拇指或食指轻按在针尖处,以引导刺手持针沿皮下缓缓刺入,押手拇指或食指随针尖移动而移动,直至达到一定深度。

3. 改变经气运行方向,促使气至病所　针法娴熟的医生在针刺操作过程中能运用调气和运气之法,调节和控制针刺感应向一定方向扩散和传导,使针刺感应趋向和到达病痛部位,以提高针刺疗效。控制针刺感应向一定方向扩散和传导,主要通过刺手行针的同时,配合押手手指按前或按后的操作方法来实现。如要使经气向上运行,刺手在行针的同时,可用押手拇指紧压在针刺穴位下方 1～3 寸处阻滞经气下行,而达到经气上行的效果;如要使针刺感应向下传导,刺手在行针的同时,可用押手拇指紧压在针刺穴位上方 1～3 寸处阻滞经气上行,而达到针感下行的目的。明代名医徐凤在《金针赋》中指出"欲气上行,将针右捻;欲气下行,将针左捻","按之在前,使气在后;按之在后,使气在前,运气走至疼痛之所"。

(四) 出针

1. 揉按针孔,预防局部气滞血瘀　出针后,押手轻轻地揉按针孔局部肌肤,或用消毒干棉球按压针孔,可防止针刺中血管而出针后针孔处出血,可有效预防针孔局部发生气血瘀滞现象。

2. 按揉针穴远处,解除滞针现象　针刺过程中,由于患者过于精神紧张或针刺手法太重等因素,可能会发生滞针现象,出现针穴周围肌肉痉挛,使针体很难拔出。此时,可用押手轻、匀、慢地揉按距针穴较远部的腧穴局部,以分散患者高度紧张的精神状态和缓解针穴局部肌肉的紧张程度,使针穴局部肌肉松缓,刺手可较易拔出针体。

所以说,针刺治疗过程中押手操作的作用不可忽视。我们在针刺治病过程中,不仅要重视刺手操作,还要注重押手操作,左右手密切配合,充分发挥刺手和押手的作用,更大程度地提高针刺疗效。

第五节　进　针　法

进针法,又称下针法、刺针法、入针法、内针法,是指在押手与刺手的密切配合下,运用各种手法将针刺入腧穴的方法,是指力和腕力协调一致的动作,也是毫针刺法的首要操作技术。医生应根据临床具体情况,善于使用不同的进针方法,做到无痛或微痛进针。这对提高疗效,避免针刺意外事故的发生,减轻不必要的疼痛,使患者乐于接受针刺治疗有重要的临床意义。

针灸疗法是一种专门的治疗技术,初用时,由于针刺操作较复杂,掌握熟练手法较困难,所以常常在进针时由于操作欠熟练(过快或过慢)而引起患者痛苦,甚至引起滞针或晕针现象。这种不正确的治疗操作,不但增加患者的痛苦,也严重削弱了患者对针刺治疗的信心;同时由于在治疗过程中对患者是一种劣性刺激,必然减弱了大脑皮质的反射及调节机制,因而也直接或间接地减弱了针刺应有的治疗效果,因此,在进行针灸治疗过程中,如何使进针手法易于熟练,达到无痛或尽量减少疼痛发生,并且避免污染的目的,是一个临床上迫切需要解决的技术问题。

一、无痛进针法

(一)无痛进针法的内容和注意事项

无痛进针法是陈教授50年代在当时前苏联"无痛分娩法"和我国梁洁莲"无痛注射法"的启发下,经过较长时间的临床实践而创新的一种较为先进的进针法,其内容包括"牵压捻点法"和"压入捻点法"。

掌握无痛进针法除了有熟练的技术操作外,在治疗过程中,还需要多方面配合,其中较重要的还是患者的合作,这样才能收到预期效果,其治疗过程中应注意的事项如下:①充分做好治疗前宣教工作,患者往往认为"扎针必痛",尤其是第一次接受治疗的患者,因此医者必须态度和蔼,给予患者充分解释,消除其必痛观念,争取其对治疗的信心及治疗时的合作,这是很必要的(前苏联"无痛分娩法"是非常注重充分宣教,消除产妇产期必痛信念,使之在生产期间和医者充分合作,而达到无痛分娩效果)。②患者体位必须舒服及适合针刺,最好是采取半卧位,这样可使患者在治疗过程中得到舒服休息,令针刺部肌肉尽量松弛,有利于进针,同时也减少局部肌肉紧张;另一方面可全面观察患者在治疗时的反应,以防晕针或其他意外事故的发生。③注意避开痛点:人体皮肤上分布着一些特别敏感的痛点,如果我们进针时能注意避开,则能有效地减少针刺时疼痛的发生。根据临床体验,如在进针时针尖一接触到皮肤表面患者即感到特别疼痛,则可能刺中痛点,这时应把针提出,转扎另一方向。进针时在刺激点旁必须加押手(押手须消毒,同时不能接触针体及针尖部),这样一方面可借加压而减轻末梢神经痛感产生;另一方面可固定局部体位,以利进针及防患者体位移动。④进针时应采取轻捻转,捻转角度不宜过大,应以不超过120°和往返轻捻转为原则,否则易引起"下入肉缠针",产生"大痛之患"。⑤进针时应检查针体,不能用弯曲、针尖过锐或过钝的毫针。针具一般最好采用针质柔韧而细小的不锈钢针为佳。

(二)无痛进针法的操作

牵压捻点法:这种手法适用于一般刺激点及身体各部进针,是参照古法之平掌押手法及单刺手捻转手法综合改进而成。因此可避免古法进针时消毒不严格的缺点,也克服了单刺手捻入易于产生痛感之缺陷。

操作方法:找到准确刺激点后,经过严密消毒,用左手平伸五指,重按压于刺激点旁皮肤上(手指绝对不能接触已消毒刺激部位)。其中主要是以食、中指指尖分开,按压在刺激点旁,其他各指则重按,同时将局部体位固定(重按压皮肤的目的,一方面是有意识地制造出一种定位错觉,使患者分散过度紧张及注意力,令肌肉松弛;另一方面使受刺激部表皮末梢神经受压,产生局部麻痹感觉,以利进针时消除过敏痛觉产生),然后用右手拇、食、中三指指尖扶持针柄,使针体垂直。首先用针尖轻轻接触皮肤,如无特别痛感发现(没触到痛点),则用均匀的捻转轻点压手法,把针尖轻轻捻入皮层,但捻转角度应以不超过120°为佳。经过较短时间的捻转后,由于针尖细小、左手牵引致局部皮肤紧张、末梢神经感觉减弱和精神被分散等因素,因此可在一较短的时间内,完成穿皮刺入,同时也能有效地抑制痛感产生。当针尖透过皮层时,持针手即有一种抵抗力减弱的感觉,这时即可把压在刺激点旁的中、食指略向内挤拢,右手则掌握重心于针尖部,把针稍向上提,以减少进针时皮肤裹针现象,然后用较快捻转手法,把针捻入肌肉内,一直到寻得适当针感为止。

压入捻转法:这种手法适用于长针刺激时用(如针环跳穴)。较敏感患者用之亦佳。本法是参照古法之拇、食指押手和刺入捻转法改进综合而成,能避免手不消毒造成污染和突然刺入易产生疼痛等不足。

操作方法:找中准确的刺激点,经消毒后,以持针手拇、食指指尖,将消毒干棉球对叠扶持针体,露出少许针尖,然后用押手在已消毒刺激点旁皮肤周围,用由轻而重均匀力按压(手绝对不能按在已消毒刺激点部皮肤),其目的也是分散患者注意力,使患者产生一种定位错觉,同时也可使受压部位肌肉松弛,按压5~6次后,施术者即用夹持针的刺手,随着押手按压的同时,把针尖轻快地压入皮内,随即用较重力按压不动,使受刺激部产生麻痹感,由于患者受短暂错觉影响,及痛觉神经敏感度减弱,注意力已不集中在针刺点,这样便有利于压入穿皮的进行,而达到较迅速无痛进针目的。穿皮以后,用均匀捻转、点压进针手法进针,把针继续捻入肌肉内。当针体到达一定深度后,则可除去支持针体棉球,一直到寻得适当针感为止。

以上两种操作手法,是参照古法改成,主要是应用刺激点旁押手法和运用均匀的捻转、点压手法进针。因此可借错觉影响,分散患者注意力和减弱末梢神经敏感度,在避免污物接触针体的无菌操作原则下而达到无痛进针的效果,经临床验证是确实可行的。

二、透电进针法

"透电进针法"是陈教授在无痛进针法的基础上应用电针机原理而发明的。这种新的进针法主要是借着透电押手,使针刺局部末梢神经产生短暂麻痹感,而更有效地消除针刺时过敏痛觉,达到无痛进针的目的,其方法如下。

(一)器材构造

施用透电器材,主要按照不同身体部位,采用不同的透电工具。一般躯干、肢体等肌肉丰厚部,宜用"方形透电器";头及骨骼附近,则宜用体积较小的"管形透电器"。

1. 方形透电器　长方形,中有一圆孔,内镶有透电的铜或铁片两片,金属片中各系导电电线一根,其构造分两部分。

(1)方形板:可用一般薄板或其他不导电塑料胶片制成,共两片,长度约6cm,宽约4cm,板薄度约0.1cm。在两片方形板中各挖一直径1.5cm圆孔,底层的板面尚须挖一藏电线的浅沟。

(2)导电金属片:导线金属片两片,传导阴阳电极用。制作时可把两片金属片反叠,压成弧形,末端钻一孔(系电线用)镶于下层方形板圆孔中,金属片下层(接触肌肉面)须弯曲使其微隆起,以便于连接透电。

安装:把系有电线之两片金属片镶于圆孔中,但须两端分离避免接触,以免损坏电机,然后把上层方板盖上,四周用小螺丝钉固定即成。

2. 管型透电器　为简便可用电针机之导电夹子改装(夹子须有柄,作为透电时握持用),先把夹子上页(附加页)连轴心一起拔除,随即把余下底页前端稍弯曲成半月形状(两个夹子不能接触),然后把两个改装导电夹子用不透电胶线并连扎牢便成。

电源选用:透电进针器电源可采用电针机原有设备。

(二)使用时注意事项

"透电进针法"使用时必须掌握适度电量后注意捻针正确操作,才能收到预期效果。

1. 使用电针机前应检查该机电源输出是否正常(一般打开电源开关后指示灯亮或把透电金属片置于指尖,扭开输出旋钮增加电量至有麻痹感即可)

2. 进针时使患者采取适当体位(最好取卧位以便得到休息),并同时作适当术前解释(尤其是第一次接受治疗的患者),消除其畏惧心理,争取患者合作。

3. 穴位按常规消毒后,则选取适当透电器(头、关节、骨骼周围经穴取管形透电器,躯干、四肢肌肉丰厚部取方形透电器),用左手把透电器接触面置放于经穴旁,稍加按压,并固定局部肢体,然后用右手拨转"电流调节"开关,从零度按顺时针方向转动(转动时须注意电量必须渐渐增加,不能突然把电量增加到最高度,否则过剧刺激易引起患者体位移动及畏惧),同时须细心探询患者反应,至局部有较麻痹及触压感,而患者无所苦为度,这时可把电量固定,右手取针捻刺。

4. 进针时刺手必须指力均匀,轻快地捻压刺法,角度不宜大于120°。在进针时由于透电而致局部末梢神经知觉减弱,加上轻快捻进,故此时进针常颇顺利,往往针已透进皮肤而患者常无知觉,能有效地消除疼痛。

当针尖透过皮肤后,则可把电源关闭,除去透电器,再用捻转手法,把针捻到适当深度,探寻到适当感觉(酸、麻、痹、胀、触电)为止。

三、快速旋转进针法——飞针

岭南陈氏飞针进针法,又称"快速旋转进针法",是陈教授综合多种针刺法的优点,经过多年研究,在"无痛进针法"和"透电进针法"的基础上改进而独创的一种快速进针法。其方法是进针时用拇、食、中三指指腹握持针柄,做拇指内收,食、中指同步外展动作,将针快速转动,在针处于快速转动的同时,通过腕、指力将针旋转刺入皮下(图7-1)。

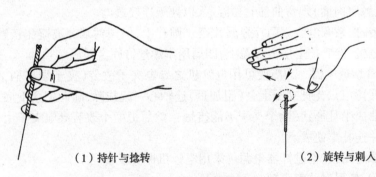

（1）持针与捻转　　　　　　　　（2）旋转与刺入

图7-1　快速旋转进针法

（一）岭南陈氏飞针手法操作方法

持针手用拇指指腹,食、中指指尖握持针柄,斜放在穴位旁,押手将已消毒穴位旁皮肤牵张,并固定针刺部,进针时刺手拇指内收,食、中指同时相应伸展,此时针高速转动,当针处于快速旋转并抵达穴位时,通过腕、指力将旋转的针弹刺入穴位内。

掌握和熟练操作方法后,则可在自己身上做实践练习,直到进一步熟练才可施用于患者。

（二）针具

"快速旋转进针法"对常用的 0.5～1 寸毫针特别适合。殷门、环跳、秩边、承扶等肌肉丰厚穴位用长针时则可用消毒镊子代替刺手，或用消毒干棉球挟持针体下端，将针尖迅速刺入皮下后，再行捻转刺入。

（三）重视指力的运用

初学针刺者，都要经过一个指力练习阶段。但是什么叫"指力"？《内经》等古代针灸书籍中没有"指力"一说。1961 年出版的中医学院试用教材《针灸学讲义》中首次正式使用了"指力"这个概念："使用毫针，必须首先锻炼指力。因为进针时，如指力偏强，则针身每易弯曲；偏弱则不易刺入，且痛感较强。所以指力稳健匀称，进针才能迅速顺利，减轻痛苦。"这里没有给"指力"下一个严格的定义，仅指出"指力"应稳健匀称，练"指力"的目的是为了使进针迅速顺利，减轻痛苦。文中将弯针归之于"指力偏强"，把不易刺入和疼痛归之于"指力偏弱"，可见这里说的"指力"主要指的是手指的力量。随后几个版本的《针灸学》定义为"医者持针之手的力度"。由于对"指力"的认识偏重于"手指的力量"，导致学生在练"指力"时只注重手指力量的锻炼，采用抓沙袋、练握力等方法，忽视了更重要的技巧练习，因而事倍功半。

"指力"应指整个针刺过程中手指操作的技巧，包括持针方法、进针时的用力方向、针刺角度、行针力度和频率及手指的耐力等。从临床实践可知，能否顺利进针并不取决于手指力量的大小，而是取决于手指力量是否作用在针尖上，取决于用力方向是否与进针方向一致。如果方向一致，则稍一用力就可轻巧地进针；若方向不一致，用力方向与针体之间有一夹角，则作用力分散，针尖受力小，难以透过皮肤，且容易弯针并导致疼痛。因此，在进行指力练习时，应将重点放在持针、进针和行针技巧的训练上。持针应以拇、食、中三指夹持针柄。练习进针时，注意力应集中于针尖，尽量使用力方向与针体一致，然后三指稍用力，将针尖刺入纸垫或棉垫，反复进行，先练直刺，后练斜刺和平刺，速度不必太快，用力也不宜太大，否则易致弯针。练习提插和捻转时手法宜平稳匀称。提插应以腕力为主，要注意练习不同的提插幅度和频率。捻转时可用拇指掌面和食指桡侧面持针，以食指的前后运动带动针体运动，这样可以提高捻转速度。捻针速度一般应在每分钟 200 转以上。同时还应注意耐力和双手行针的练习。

飞针法进针迅速，但必须具有相当的指力方能运用自如，一不当心，就会使针折弯，或反弹坠地，其原因是指、腕力运用不协调，没有掌握好针距。要运用好飞针法其要点有三：一是持针要紧；二是旋转针柄要快而有力；三是透针入皮时恰当距离是针尖距皮肤 0.2～0.3 寸。大多数穴位均可应用飞针法进针，因为即使在肌肉发达的下肢进针，用 1 寸毫针也可得气，进针过深，穿过了经脉,反而不易得气。

（四）注意事项

产生进针疼痛的原因是多方面的,要想做到无痛进针或基本不痛,除应熟练掌握前面所述的进针手法外,还应注意如下问题。

1. 针刺前要对患者,尤其是初诊者进行耐心细致的解释工作,消除其畏针怕痛的紧张情绪,取得患者的信任与合作。

2. 认真检查针具,应使针具保持挺直锐利,减少进针的阻力和对组织的损伤。如针尖变钝、弯曲、卷毛或针身弯曲,进针时容易产生疼痛。

3. 医者手法应熟练,进针时押手与刺手要密切配合,动作协调一致,指力要轻、稳,进针速度要快或手法轻而慢。这是无痛进针的主要关键问题。一般来说,无论用何种手法进针、都应以指甲在皮肤上切后再刺,如《针灸大成》所说:"宣散气血,不伤营卫,而后进针"。

4. 对精神过度紧张或过敏的患者,进针时应转移或分散其注意力。例如先以押手爪切被刺腧穴皮肤,右手持针轻放于穴上,通过与患者交谈,分散其注意力,将毫针刺入皮下。

5. 进针时应避开瘢痕、皮肤皱褶、毛孔等处,尤其应避开皮肤痛点。在皮肤表面及真皮层中分布有许多游离的神经末梢,是接受疼痛的感觉器,每一个即相当于一个痛点。进针前可先以针尖用同等的轻压力接触患者欲刺部位皮肤,如疼痛则将针尖稍移动一下,在患者不感觉疼痛或无感觉的部位进针。

毫针刺法主要是通过将针刺入患者的腧穴来达到防治疾病的目的。进针是针刺手法全过程的第一步,进针是否疼痛也是医者和患者首先接触到的现实问题。因为进针时疼痛,往往是患者不愿接受针刺治疗的重要因素。如能使进针达到无菌、无痛或基本不痛,对杜绝污染,减少患者痛苦,提高针刺疗效,促进针灸疗法的普及推广均有现实意义。

第六节　针刺的角度、方向、深度

在针刺操作过程中,正确地掌握针刺的角度、方向和深度,是增强针感、提高疗效,防止意外事故发生的重要环节。腧穴定位的准确,不应仅限于体表的位置,还必须与正确的进针角度、方向和深度有机地结合起来,才能充分发挥腧穴应有的治疗效应。在临床上,同一腧穴由于针刺的角度、方向、深度的不同,所刺的组织产生的针感强弱、传感方向和治疗效果常有明显的差异。针刺的熟练程度,是与掌握针刺角度、方向和深度密切相关的。临证时,要根据施针腧穴所在的具体部位,患者体质的强弱、胖瘦、病情需要和针刺手法等实际情况而灵活运用。

在针灸临床操作时,须根据不同的部位灵活采用不同的针刺角度、方向和深度,比如鱼腰采用45°斜刺,方向向眉两边,不能向眼球方向。练针时由于指力锻炼的需要,一般刺入比较深,但在临床上对于针刺深度尤其要求控制,以保证安全性。

同一穴位,不同的针刺角度,其治疗作用就不同,例如,下关穴直刺可治疗下颌关节炎,向外斜刺可治上齿痛,向下斜刺可治疗下齿痛,向后斜刺可治疗耳疾等。秩边穴直刺,感应向下肢放射至足跟,可治下肢疼痛、瘫痪;向会阴部方向斜刺,针感可向外生殖器放射,治生殖系统疾病;向内下方斜刺,针感向肛门放射,可治脱肛、痔疮。因此,要发挥针刺应有的疗效,必须熟练地掌握治疗穴位和针刺角度的关系。

一、针刺的角度

针刺的角度是指进针的针身与皮肤表面所形成的夹角。角度大小的选择主要根据腧穴所在部位的特点和临床治疗要求而定。一般分为直刺、斜刺和平刺三种。

直刺:将针体与皮肤呈90°垂直刺入,适用于大多数穴位,特别是肌肉较丰厚的部位,如曲池、风市等穴。浅刺与深刺均可。

斜刺:将针体与皮肤呈45°左右倾斜刺入,适用于骨骼边缘、关节腔或深层有重要器官的部位,如犊鼻、肺俞等穴。

平刺:又称沿皮刺、横刺或卧针法。沿皮下进针,将针体与皮肤呈10°~15°刺入,针体几乎贴近皮肤。适用于头面、胸背、肌肉浅薄处或穴位浅层下有脏器的部位,如百会、印堂、期门等穴。施行透刺法时亦可用此。

二、针刺的方向

针刺方向是指进针时针尖所指的方向,与针刺角度关系密切。针刺方向的确定主要根据经脉循行走向、腧穴分布部位和针感要求到达的组织结构等情况而定。有时为使针感到达病所,也可将针尖指向病痛部位,这也是控制针刺感传的方法之一。在临床选择针刺方向时要注意如下几点。

(一)向安全方向刺

凡针刺首先要考虑安全,避免意外事故的发生。故进针时要注意避开大血管、神经干、重要组织器官、内脏等。如针刺胸部的腧穴,应沿肋间隙斜刺;针刺背部膀胱经线上的穴位,应将针尖向下方斜刺;手法熟练者可向脊柱方向斜刺。这是确保安全,防止气胸发生的有效措施。

(二)调整针刺方向,务求得气

针刺疗效与是否"得气"关系密切,所以在针刺中如未出现针感时,要适当调整,改变方向、深度等,以求能够得气。如阳经四肢部的腧穴向靠近骨、关节的方向刺,多可以收到较为满意的针感。

(三)向病灶所在方向刺

在远隔病灶部位的腧穴针刺时,针尖应指向病灶,即针尖应向病变所在方向刺。如针感能传导至病所,是最为理想的。如头面疾患刺合谷时,针尖应向上方斜刺;而五指拘急刺合谷则向后溪或劳宫方向透刺。这样即使不能达到气至病所,也可收到较好的治疗效果。

(四)根据穴位确定方向

如刺外膝眼穴,针尖应向内斜刺;针刺风池穴,针尖应向外上方,对准鼻尖方向针刺。

总之,针刺方向的确定应以既能达到治疗目的,又能确保安全为原则。

三、针刺的深度

针刺的深度是指在针刺施术过程中,进针至得气后,针身刺入腧穴内的深浅度而言。《素问·刺要论》说:"病有浮沉,刺有浅深,各至其理,无过其道。"针刺的深浅应视针刺部位的不同,患者年龄、体质的差异,并参考疾病的性质,季节因素,得气的需要等来决定。一般应以既有针感,又不伤及脏器为原则。

(一)根据患者的年龄、体质定针刺深度

人有年龄的老少、体质和形体的强弱肥瘦之不同。《灵枢·终始》说:"凡刺之法,必先察其形气。"《灵枢·逆顺肥瘦》指出:婴儿、瘦人,浅而疾之;壮士、肥人,深而留之。对年老气血衰退,小儿脏腑娇嫩,稚阴稚阳之体以及形瘦体弱者均宜相应浅刺;年轻力壮,形盛体强者多气血旺盛,可以适当深刺。

(二)根据疾病的性质和病情定针刺深度

由于疾病有阴阳、表里、寒热、虚实及病情的缓急等不同,针刺深度也应各异。《灵枢·终始》说:"脉实者,深刺之,以泄其气;脉虚者,浅刺之,使精气无得出。"《素问·刺要论》也说:"病有浮沉,刺有浅深,各有至理,无过其道。"《灵枢·终始》说:"病痛者,阴也;痛而以手按之不得者,阴也,深刺之。病在上者,阳也……痒者,阳也,浅刺之。"指出针刺的深度应根据疾病的性质、病情等具体情况而定。

《素问·刺齐论》说:"刺骨者,无伤筋;刺筋者,无伤肉;刺肉者,无伤脉;刺脉者,无伤皮;刺皮者,无伤肉;刺肉者,无伤筋;刺筋者,无伤骨。"依疾病部位,一般病在表、在肌肤宜浅刺,在里、在筋骨可适当深刺。

一般病在卫分,属阳、属热,正气先虚或初病邪气表浅者,针刺宜浅,可收到解表、清热、散邪之效,并能减少正气外泄。如病在营血,属阴、属寒,邪气炽盛于里或久病邪气深入者,针刺宜深,以达到扶正、祛邪外出之目的。《灵枢·官针》说:"病浅针深,内伤良肉,病深针浅,病气不泄。"说明如不能根据病性、病情确定针刺的深度,不但影响疗效,也会增加患者痛苦。所以当深则深,当浅则浅,要深浅适度,关键是恰当的气至程度,才可收到预期疗效。对某些疾病,如麻痹、瘫痪等症,还应根据其病情转归而调整针刺深浅度。若疾病向愈,针之深度可随其症状好转情况而渐渐刺浅,减少刺激量以使邪出正复。

(三)根据针刺部位定针刺深度

针刺的深浅还要因腧穴所在部位的不同而异。一般来说,肌肉丰厚之处如四肢部穴位,可以适当深刺;肌肉浅薄,内有重要脏器及大血管的部位如头面、胸背,项背,脊柱正中,不宜深刺,以免刺伤内脏或伤及血脉、筋骨,引起医疗事故。但以刺血络、刺筋骨为目的的特殊刺法除外。《素问·刺禁论》说:"脏有要害,不可不察。"《素问·诊要经终论》也说:"凡刺胸腹者,必避五脏。"如果不熟悉重要脏器所在,刺之过深,就会发生不良后果。

(四)根据季节、时令定针刺深度

《难经·七十八难》中指出:"春夏者,阳气在上,人气亦在上,故当浅取之;秋冬者,阳气在下,人气亦在下,故当深取之。"由于人体与季节、时令息息相关,人体的生理状况可以受自然气候条件的影响,针刺的深浅也要与天地之阴阳相应。春夏季人体阳气行于上,在皮毛之间,邪气中人也较浅,针刺宜浅;秋冬季人体阳气行于下,在分肉筋骨之间,邪气中人也较深,故针刺宜深。针刺深浅结合季节时令的变化而有所不同,对提高针刺疗效也有一定的作用。

(五)根据经脉循行深浅定针刺深度

一般循行于臀部、股膝等处的经脉较深,气血亦较深,刺之宜深;循行于手足指(趾)及头部的经脉较浅,气血亦较浮浅,刺之宜浅。另外,还可以根据经脉的阴阳属性而定。如《灵枢·阴阳清浊》说;"刺阴者,深而留之;刺阳者,浅而疾之。"指出阴经属里宜深刺留针,阳经属表宜浅刺而不留针。

(六)根据针下气至程度定针刺深度

由于针刺疗效与针下得气与否关系密切,故应根据针下有无感应及得气的快慢、强弱来调整针刺的深度。如针感出现较快、较强,对针刺敏感者,宜浅刺;针感出现较慢、感应较小,对针刺反应迟钝者,可适当深刺。一般针刺已得气就不必再向深刺,未得气者也应在到达一定的深度后适可而止,用改变针刺的方向、角度等方法寻找针感,不可盲目深刺。针刺后浅部不得气,宜插针至深部(但深度需在安全范围内)以催气;深部不得气,宜提针至浅部以引气。对于语言障碍、婴幼儿或神志昏迷的患者,医者应依靠针刺经验(如针下沉紧感及押手感到的指下跳动及肌肉抽动等)掌握针刺深浅度。此外,针刺的深浅与感应的强弱有一定的关系。一般来说,针刺较深,针感就较强;针刺较浅,针感相对较弱。因针感还受医者手法,患者体质等诸多因素的影响,故每穴、每人及每次针刺的深度也不是一成不变的,医者应根据具体情况灵活掌握。

针刺的角度、方向和深度之间有着密切的相辅相成的关系。一般而言,深刺多用于肌肉丰厚的可直刺,浅刺多用于斜刺或平刺。对延髓、眼部、胸部、背部的腧穴,由于穴位所在部位有重要脏器、组织,因此尤其要注意掌握好针刺的角度、方向和深度,以防医疗事故的发生。

临床上,对针刺深度要求严格控制,针下或邻近有重要器官的穴位,如眼区的睛明、胸部期门、项背部大椎等穴,必须在熟悉解剖的基础上把握好针刺的深度、方向,以防出现意外。

危险穴位是指当针刺不慎时,易刺及脑、脊髓、大血管和心、肺、肝、肾等重要脏器,引起针刺意外事故的穴位。对于危险穴位,历代医家都十分重视。《素问·刺禁论》中明确指出"脏有要害。不可不察……从之有福,逆之有咎。"在针灸经典著作中,均有关于危险穴位针刺禁忌的论述。

历代医家经大量的临床实践,对头颈、胸腹部的危险穴位已有了较深的认识。《黄帝内经》、《针灸甲乙经》、《备急千金要方》等针灸经典著作中关于针灸禁忌的论述,内容丰富,记载详尽,为后世对危险穴位的研究奠定了基础。

头颈部穴位在古代针灸禁忌中具有重要的地位。"脑为髓之海",《素问·刺禁论》曰:"刺中脑户,入脑立死。"人体的重要器官心、肝、脾、肺、肾位于胸腹腔,"藏精气而不泻也",《素问·诊要经终论》中明确指出:"凡刺胸腹者,必避五藏。"《素问·刺禁论》指出刺伤重要脏器可引起严重后果:"刺中心,一日死,其动为噫;刺中肝,五日死,其动为语;刺中肾,六日死,其动为嚏;刺中肺,三日死,其动为咳;刺中脾,十日死,其动为吞;刺中胆,一日半死,其动为呕。"而明晓腧穴解剖位置及深部结构,辨证施治,辨病施针对避免针刺意外的发生具有重要意义。《素问·刺要论》曰:"刺毫毛腠理无伤皮,皮伤则内动肺……刺皮无伤肉,肉伤则内动脾……刺肉无伤脉,脉伤则内动心……刺脉无伤筋,筋伤则内动肝……刺筋无伤骨,骨伤则内动肾……刺骨无伤髓。"

四、常用危险穴位针刺注意点

睛明、承泣穴位于眼眶内,针刺过深或针刺方向不正确,易造成眼眶内出血、刺伤眼球则导致失明。在准确定位的基础上,睛明穴进针方向要垂直或略朝后外85°进针,如稍偏上方,深度超过18mm就可刺伤筛前动脉,引起眼眶内出血。承泣穴进针方向沿眶下缘缓刺,如紧贴眶下壁,深度超过12mm,即有刺入眶下血管的危险;如向上外刺,深度超过25mm就可刺入睫状层动脉,引起眼眶深部出血。

风府、哑门、风池穴位于项部。针刺3穴时,患者的体位均取低头伏案位。针刺风府穴,针尖的方向朝下颌骨隆突。针刺风府、哑门穴,如针刺过深,刺中延髓、脊髓或引起蛛网膜下隙出血,危及生命。风池穴进针方向如朝内上,针刺过深,可伤及延髓。

肩井穴位于肩部,邻近肺尖及肺上叶,针刺不当可引起气胸。针刺肩井穴的进针角度,可选择斜刺,进针角度以针体与刺入处皮肤向上的成角小于67.5°±10.0°为安全角。避免向下深刺,以免损伤肺脏。

缺盆穴位于锁骨上窝中央,针刺缺盆穴引起危险的脏器主要是肺。缺盆穴针刺的安全方向为向背后方直刺,较安全的方向为向下外方,大于45°。

鸠尾穴位于前正中线上,胸腹壁联合处,其深部为肝左叶,偏左上方为心脏。鸠尾穴针宜浅刺,进针方向为向下斜刺,进针的深度不宜超过1寸,进针的角度小于25°;鸠尾穴所在的皮下组织及肌腱薄弱,如斜刺越过剑突深度超过30mm,可刺入腹膜腔,伤及肝脏;如斜刺向左上方,进针角度大于25°,可刺入胸膜腔,伤及心脏;斜向上左右两侧,可刺伤两肺的内下角。

中脘穴位于上腹部腹前正中线上,进针的方向为直刺,或向穴位四周斜刺。胃充盈时直刺,正中胃壁。在胃空虚时直刺,进针深度超过12mm,刺中横结肠;继续深刺则可穿过横结肠,刺及胰脏中上部。

肺俞、心俞、肝俞、胃俞等背俞穴位于足太阳膀胱经在背部的第一侧线上,针刺这些穴位时的进针方向,均采用向脊椎方向,即向内斜刺,或向下透刺,深度不宜超过1寸,如直刺过深,易损伤内脏。

肓门、志室穴位于腰部,其深部为肾脏。进针的方向为直刺或向前下方斜刺。如直刺过深,可伤及肾脏。

第七节 行针手法

将针刺入腧穴以后,施行各种针刺手法,使之得到针感,和进一步调整针感的强弱以及进行补泻的针法操作叫作行针,又称为运针。

一、临床常用行针手法

行针手法包括基本手法和辅助手法两类。

(一)基本手法

行针的基本手法是针刺的基本动作,常用的有提插法和捻转法两种。临床既可以单独应用,也可以相互配合运用。

1. 提插法 是将针刺入腧穴的一定深度后,进行上提下插动作的操作手法。把针由浅层向下刺入深层为插,从深层向上引退到浅层为提,如此反复上下的纵向行针手法即为提插法。在提插时运用指力要均匀一致,幅度不宜过大。对于提插幅度的大小、层次的有无、频率的快慢以及操作时间的长短等,应根据患者的体质、病情、腧穴所在的部位和医者所要达到的针刺目的灵活掌握，但不宜幅度过大或频率过快。一般提插的上下幅度以 3～5 分为适宜。提插幅度大，频率快，刺激量就大；提插幅度小，频率慢，刺激量就小。

2. 捻转法　是将针刺入腧穴的一定深度后，以右手拇指、中指、食指持住针柄，进行前后地来回转动的操作手法，这种反复一前一后的行针手法称为捻转法。捻转的角度大小、频率的快慢、操作时间的长短，也应根据患者的体质、病情、腧穴和医者所要达到的治疗目的灵活运用。一般来说，捻转角度大、频率快，刺激量就大；捻转角度小、频率慢，刺激量就小。捻转的角度一般应掌握在 180°～360°。必须注意往返捻转，不能只向单方向转动。否则针身容易被肌肉纤维等缠针，导致滞针、出针困难等。

（二）辅助手法

辅助手法是针刺时为了促使针刺得气或为加强针感，用以辅助行针的一些操作方法。常用的辅助手法有以下几种：

1. 循法　是将针刺入腧穴一定深度后，以右手或左手的手指在所刺腧穴的周围或沿经脉循行径路，进行轻柔、徐和地上下循按或循摄。本法在未得气时应用，可以激发经脉中经气的运行，宣发气血，使之容易得气，有行气、催气的作用，适用于得气迟缓的患者。当针下邪气过盛，使针过于沉紧或出现滞针时应用之可使针下气血宣散而针感徐和。

2. 弹法　弹法又称为弹柄法。《针灸问对》说："如气不行，将针轻轻弹之，使气速行。"是将针刺入腧穴一定深度后，用左手食指或中指轻轻叩弹针柄，使针体产生轻微的震动，可以加强得气的感应，使经气速行。本法也适用于得气迟缓的患者；对针下滞涩不得捻转者，轻弹数下也可使之转为和缓。

3. 刮法　又称为刮柄法、划柄法。一般操作是在将针刺入腧穴的一定深度后，用右手拇指抵住针尾，用食或中指的指甲由下而上地频频轻刮针柄。或以右手中指抵住针尾，拇、食两指呈螺旋形从下向上旋转刮动针柄，此为"旋刮法"。刮法在针刺不得气时用之可以激发经气，促使得气。对已得气者可以加强针刺感应的扩散。也有病在下向下刮，病在上向上刮，以行气趋于病所之法。还有得气后由上至下刮为补，自下至上刮为泻之说。

4. 摇法　又称为摇针柄法、摇柄法。是将针刺入腧穴的一定深度后，用右手持针柄划圆如摇橹状或左右轻轻摇动。此法主要可以促进行气。如直立针身而摇，可加强针感，或由深而浅直立地将针随摇随提，用以出针泻邪。如卧倒针身，针尖指向病所，执而不转，一左一右，不进不退而轻轻慢摇，往往可以促使针感向病所方向传导。

5. 飞法　本法的操作是以捻转针为主。是将针刺入腧穴的一定深度后，用右手拇指、食指持住针柄，将针做较大幅度地连续数次捻转，然后拇、食二指相搓,放开针柄,如飞鸟展翅状张开手指。一捻一放反复数次,可以使针感增强,起到行气、催气的作用。

6. 震颤法　又称为震法。将针刺入一定深度后,用右手持针做小幅度地快速提插,如手指颤动之状。此法亦是用于行气,加强针感。

7. 搓法　又称为搓柄法。是将针刺入腧穴的一定深度后,用右手拇、食、中指持住针柄,如搓线状将针单向捻转2~3周或5~7周,搓时大指向前或向后均可。但搓时应与提插法配合应用,以免肌肉纤维缠绕针身引起疼痛等。如《针灸大成》所说:"凡转针如搓线状,勿令太紧,随其气而用之。若转太紧,令人肉缠针,则有大痛之患。"此法有行气、催气的作用。在控制针感传导时,可将针尖指向病所,然后应用搓法,多有促使针感传导之效。也有随搓随插为补,随搓随提为泻之说。

临床针刺时一般是以提插、捻转为基本操作方法,并根据具体情况选用不同的辅助手法。如刮柄法、弹法,可以应用于一些不宜做大幅度捻转的腧穴;飞法,可以应用于某些肌肉丰厚部位的腧穴;摇法、震颤法、搓法可以应用于较为浅表部位的腧穴。通过针刺基本手法和辅助手法的使用,主要可以使腧穴产生针刺的感应,以疏通经络、调和机体阴阳气血的平衡,达到防治疾病的目的。

二、行针手法归类和历代医家对此的认识

现将有关运针手法的内容集中在一起,以捻转、提插、摆动三方面的动作为线索,从手法形成、操作、后世演化及临床意义几方面进行归纳和分析。

(一) 捻转为主的手法

捻转运针的记载最早见于《灵枢·官能》:"泻必用员,切而转之……补必用方……微旋而徐推之。"《素问·八正神明论》中记载:"吸则转针……故命曰泻。"这里把捻转的轻重不同归结为"补"和"泻"。窦汉卿《针经指南》"手指补泻"十四法中有"捻"和"搓",捻分为左转和右转,搓是指单向捻转,所谓"似搓线之状"。《神应经》所说"用食指连搓三下,略半分许,谓之三飞一退",其中的"飞"也就是搓。《金针赋》中"左捻九而右捻六"的"龙虎交战"手法是捻转补法与泻法相结合的手法。据报道近代针灸家有的把"龙虎交战"手法分为热法与凉法,其操作方法与原意大不相同。《针灸大成·神针八法》描述的"凤凰展翅"和"饿马摇铃"手法则是以捻针幅度大小与速度快慢不同分别补泻。

关于捻转的幅度,汪机曾较明确指出:"以食指横纹至指梢为则,捻针以大指、食指相合,大指从食指横纹捻上,进至指梢为左,为补;从指梢捻下,退至横纹为右,为泻。"捻转手法在临床上应用很广,不仅用于行针补泻,而且用于

帮助进针和进针后的催气、行气以及出针。

（二）提插为主的手法

提插类手法最早记载见于《灵枢·官能》，"泻必用员……伸而迎之，摇大其穴，气出乃疾"，"补必用方，微旋而徐推之"。其中"伸"就是提的意思，"推"就是插的意思。《难经·七十八难》所说"得气，推而内之，是谓补；动而伸之，是谓泻"则具体表明了插和提的动作。"提"、"插"二字首见于《金针赋》。

以提插为主结合深浅层次和九六数组成了一系列手法，后世所谓的综合补泻手法或复式手法如"烧山火"、"透天凉"就是代表。这两种手法的记载以《金针赋》为最早，其操作主要以徐疾法中的三进一退或一进三退和提插法中的紧按慢提或紧提慢按结合九六数等法组成。现代针灸家提取"烧山火"、"透天凉"手法中提插补泻的核心内容，形成各种热补凉泻手法，有的不拘九六数，有的则把三个层次简化为一个层次，有的加上其他手法。或用高频率的提插法，名为雀啄法，其操作是当针尖达到一定深度后，将针体提出插下，如雀之啄食，频频急速上下运动，专用于以刺激为目的。

提插法在临床上的应用也相当广，常与捻转法相结合有催气、行气、散气等作用。

（三）以摆动为主的手法

摆动类手法作为一种独立的手法，在《针经指南》"手指补泻"十四法中有"弹"与"盘"两种。《金针赋》阐述为"弹则补虚"，"肚腹盘旋"。弹即弹动针柄，主要起催气作用。盘法仅用于肚腹软肉处，分左盘或右盘，可解痉挛。弩法据其文字描述也可归入摆动类手法。《针灸问对》曰："下针至地，复出人部，补泻务待气至，如欲上行，将大指、次指捻住针头不得转动，却用中指将针腰轻轻接之四、五息久，如拔弩机之状。"弩法有行气、引气作用，可促使经气循经扩散传导，直达病所。《金针赋》中飞经走气四法之一"青龙摆尾"也属于摆动类手法，与盘法比较，盘法是作循环之状的摆动，而"青龙摆尾"是作一左一右的摆动。

（四）提插、捻转、摆动相结合的手法

1. 提插与捻转相结合的手法　《金针赋》描述的"子午捣臼"手法是典型的提插与捻转同时操作的手法，其作用为导引阴阳之气，补泻兼施，又有消肿利水的作用。现代报道有人把这种手法分化为热补和凉泻法。震颤法是以手指颤动针身的一种手法，是一种高频率的提插与捻转相结合的手法，用于催气。

2. 捻转与摆动相结合的手法　《金针赋》描述了飞经走气四法中之一的"白虎摇头"法，《针灸问对》认为是"进则左转，退则右转，然后摆动也"。

临床应用以行气为主,兼能泻实,有清热泻火,祛风化痰作用。

3. 提插与摆动相结合的手法 《医学入门》始立刮法之说:"将大指爪从针尾刮到针腰,此刮法也……又云,病在上,刮向上,病在下,刮向下。"刮法是常用的催气、守气手法。向上刮有一种提力,向下刮有一种插力,同时带动针柄的摆动。

4. 提插、捻转、摆动相结合的手法 《金针赋》记载的"赤凤迎源"手法就是此类手法的代表,操作顺序是将针刺入深层,得气后再上提至浅层,得气后再插入中层,然后用提插捻转,结合一捻一放,针杆飞旋摆动,形如赤风展翅飞旋,有通行经气的作用。

三、陈氏针法的行针手法

"岭南陈氏飞针"的运针操作包括多种内容,但常常是综合使用,从进针、探寻针感(寻气)、施用补或泻手法到退针,都有不同的操作手法,主要的有如下几种:

进:即将针从浅层刺入深层(包括穿皮,探寻针感和施用补泻手法)。操作时可缓慢捻进或迅速垂直刺入,主要根据病情和刺入部位而定。

留:即针刺得气以后,将针体留置于穴内一定时间。留针在临床上有三种意义,一是候气,针感不明显时,稍留针等候气至,如《素问·离合真邪论》:"静以久留,以气至为故,如待所贵,不知日暮";二是保持针感,使气血调和,特别对发作性疾病,如支气管哮喘、心绞痛等,有增强解痉镇痛的作用;三是留针期间,根据病情需要再给予适量的刺激,以增强疗效。临床根据留针期间是否间歇行针,可分为静留针法和动留针法。

捻:即将针来回捻转。捻转是进针或退针常用的操作手法,同时也是催气和施用补泻的手法。一般来说,捻针角度不宜过大,且应往返回旋,以免引起滞针和疼痛。

捣:即将针快速上下提插,以增强刺激的操作方法。主要用于催气、行气,也称"雀啄术"。一般提插的幅度大,频率快,刺激量就大;反之,提插的幅度小,频率慢,刺激量就小。采用这种手法时,要注意患者反应,以免因刺激过强而引起晕针。同时,还要注意刺入部位,如针刺部位内有脏器时(如期门、哑门等穴),不应捣刺,以防刺伤脏器,引起医疗事故。分布在体表器官周围的穴位(如睛明,球后穴等),以及表面的穴位(如百会,印堂等穴),均不宜用捣法,防止刺入过深,损伤器官,或刺入骨膜,增加患者痛苦。

颤:即进针后以小幅度、高频率捻转提插,如手颤般震动针体。是催气、行气的辅助手法。也称"震颤术"。

搓:即单向搓转针柄,使肌纤维适度缠绕针体,利用其牵拉作用以激发经气,加强针感与补泻作用的手法。该法有守气、催气、行气的作用。临床应用注意搓针用力勿太过,否则易引起滞针而疼痛麻胀,出针必须先使针体回转,待针下松动后再出针。

飞:即用手持针、搓捻针柄,搓捻后立即放手离开针柄,一搓(捻)一放或三搓(捻)一放,如飞鸟展翅状的辅助手法。主要用于催气、行气。

刮:即用拇指指腹轻压针柄顶端,以中指指甲沿针柄由下而上频频刮动针柄,促使得气。《素问·离合真邪论》有"抓而下之"之法,姚止庵注云:"抓,以爪甲刮针也"。这种运针法刺激较轻,可作为留针期间增强针感的辅助手法,也可作为补或平补手法的操作,适用于对针刺敏感的患者。

弹:即用手指轻轻弹动针柄或针尾,使针体微微震动,以加强针感,助气运行。此法多在进针有针感后或在留针期间使用。《素问·离合真邪论》有"弹而努之"之法,其后《针灸问对》亦说"如气不行,将针轻弹之,使气速行"。本法有催气、行气的作用。

退:指术后将针退出穴位的方法。《金针赋》说:"出针贵缓,太急伤气。"《针灸大成》指出:"如出针至于天部之际,须在皮肤之间留一豆许,少时方出针也。"也就是说,退针不能一拔而去,宜将针缓慢捻转上提,待针尖至皮下后,稍作停留(防止骤然急拔引起患者恐惧或针口出血),然后将针退出,随即用消毒棉球按压针孔,并稍加揉按,以防出血并消除针孔不适感。

因人、因病、因时恰如其分地运用补泻手法是针刺疗效的关键,而得气是施用补虚泻实手法的前提和基础。针下气不显,除了要考虑取穴及刺法是否准确外,还要注意个体差异性。一般而论,体质弱、气血虚的患者针下气至多迟而弱,需要运用捻、捣、刮、弹等催气措施,促使脏腑经络气血功能旺盛。得气后运针导气,使气至病所是刺法的重要内容,针刺治病必须在正确辨证基础上,采用不同的补泻手法才能取得较好的疗效。

第八节 治神与守神

中医学广义之"神"是人体生命活动的外在表现,是对脏腑、精、气、血、津液活动外在表现的高度概括;狭义之"神"指精神意识、思维活动。神不能离开人体而独立存在,有形才能有神,形健则神旺,形衰则神惫。《素问·上古天真论》有"形神合一"、"形与神俱"的理论,《灵枢·平人绝谷》说:"神者,水谷之精气也"。《内经》中"五神藏"理论,提出五脏的功能,决定着情志的变化,临床上可根据神的活动改变推断脏腑之盛衰,在治疗神的异常时,可调理五脏之病变。神的临床意义重大,因此在针刺治疗时,医家也很重视其作用,《灵枢·本神》曰"凡刺之法,先必本于神",《标幽赋》提出"凡刺者,使本神朝而后人"等,都是强调神在针刺操作中的运用。经过历代医家的体察、发挥,将"神"总结为"治神"与"守神",也就是进针时要注意治神,进针后要注意守神。

一、陈氏针法的治神与守神经验

"岭南陈氏飞针"十分重视治神与守神。提示医者与患者针刺前均要调整自己的心理状态,患者精神安宁才能显现其真正的脉证之象,医者情绪专注才能精心分析病情,审察患者形神变化,亦即"静意观义,观适之变"的意思。此外,心理辅导在术前也相当重要,医者要详细向患者宣传讲解针刺效应,让他们了解针刺治疗的常识,并根据患者心理状态的变化、情绪心态之根结进行言语辅导,消除顾虑,增强治疗信心,配合治疗。亦即《灵枢·师传》所说:"告之以其败,语之以其善,导之以其所便,开之从其所苦。"

1. 针刺时强调医患合作　进针时术者要全神贯注,目无外视,属意病者,审视血脉,令志在针,意守针尖,迅速穿皮刺入。进针后运针以促气至,并仔细体察针下指感以辨气,合理调整针刺深浅和方向,随时注意患者的任何神态变化,通过医患之间的目光接触,使患者神情安定。并嘱患者心定神凝,仔细体会针刺感觉,配合医者进行操作。正如《素问·针解》所云:"必正其神者,欲瞻病人目,制其神,令气易行也。"

2. 针后注意养神　针刺之后宜嘱患者稍事休息,安定神态,勿大怒、大喜、大悲、大忧,以免神气耗散。

综上所述,治神与守神是论治的基础,应贯穿于针刺操作的全过程。只有心不二用,聚精会神,才能刺穴准确,进针顺利,得气明显,运针自如。

二、历代医著对治神与守神的认识

《内经》中治神思想是其重要的学术内容之一。针刺是《内经》用以治疗疾病的主要手段和方法,而调气又是针刺治病的奥妙所在,即"凡刺之道,气调而至","用针之要,在于知调阴与阳,调阴与阳,精气乃光,合气与形,使神内藏",是说针刺要通过调气而调节人体的阴阳平衡,使形神相合,从而达到治病的目的。而调气的前提与关键又在于调神摄神。由于经络内属脏腑,外络肢节,行气血,营阴阳,沟通内外,是联系形神的途径,腧穴又是神气游行出入之处,因此针刺腧穴配合适当手法就能调节整个机体的功能,使经脉气血按正常规律升降出入,从而使患者恢复健康。

对医者来说,针灸辨证施治主要取决于其对针灸学的掌握、理解程度和对疾病的认识、判断力,而手法才是针刺调气治病的核心。《内经》虽然先后提出了数十种具体的手法形式,但同时却说"下守形,上守神",也就是说下工泥于形迹,徒守刺法,而上工则应以己之神守患者之神,对此《素问·宝命全形论》亦有重要论述,"凡刺之真,必先治神","故针有悬布天下者五……一曰治神……"即是指治神乃是针刺的首要法则。何谓治神? 张景岳释曰:"医必以神,乃见其形,病必以神,气血乃行,故针以治神为首务。"可见治神包含两方面的含义:一是医者自身必须治神,即针刺时一定要集中精神,专注意念,要神以知,神以用。二是患者也须以神应之,只有两者密切结合,才能"气至而有效"。

何谓医者之治神?《内经》认为首先医者在针刺前就应静心安神,正如《灵枢·终始》之"专意一神",或"语徐而安静,手巧而心审谛者"方可实行针艾。针刺时则更是"深浅在志,远近若一,如临深渊,手如握虎,神无营于众物"。《灵枢·九针十二原》进一步指出:"持针之道,坚者为宝。正指直刺,无问左右,神在秋毫,属意病者,审视血脉,刺之无殆……神嘱勿去,知病存亡。"均是说针刺操作时,医生必须端正态度,安定心神,全神贯注,不要为其他事务所分心,以便了解病情的轻重,邪正的盛衰。对此后世医家亦有阐发,唐代医家王冰据此并结合自己的临床经验更认为"虽且针下,用意精微而测量之,犹不知变易","所针得失如从空中见飞鸟之由来,岂复知其所使之元主耶",即是说针气所到的变化无形无象,几乎是无迹可寻,即使是针刺时精神专一也不一定能抓住气血变化的时机,况且气之往来犹如鸟之群杂而飞,能看到它的起飞,看不到它的杂乱,因此针刺时,精神集中是抓住邪正变化、分辨邪气谷气的关键,以防误补误泻,须知《灵枢·终始》之"邪气来也紧而急,谷气来也徐而和"。因此医者只有静下心来,注意患者呼吸血脉的变化,以神御之才能抓住气血的微妙变化,辨明邪正,才能候来所候之气,正确补泻,达到"云随风卷,日丽天明"的效果。如果分辨不明,在经气应刻之时,误辨为邪气,如王冰所说:"见独盛者使谓邪来,以针泻之则反伤真气",致使经气大乱,补泻适得其反,最终殒绝生灵。可见针刺手法应以"治神为先",也就是说手法的实施过程中始终贯穿着精神的作用,医生的内在心神和手法外形动作协调合一,才能起到补泻调气的作用,即《灵枢·九针十二原》所说"迎之随之,以意和之,针道毕矣。"和《灵枢·小针解》之"调气在于终始一者,持心也"。可见手法得之心而应之于手也,心为之主,手为之用,法从心出,精神为要。

守神是在针刺治疗中,对医生提出的最基本要求,历代医家都非常重视。《灵枢·九针十二原》中明确提出:"小针之要,易陈而难入,粗守形,上守神。"所谓守神,是要求医生在针刺治疗中,应做到精神集中,全神贯注,专心致志地进行操作,体会针感、观察患者精神气血活动,做到"必一其神,令志在针","神在秋毫,属意病者",达到前人所形容的"如临深渊,手如握虎","心无内慕,如待贵人"之境界,才能通过恰当的补泻手法,促使有余不足之血气恢复平衡,达到"气至而有效"之治神的目的。反之,如果医者精神涣散,粗心大意,操作马虎,只知"守形"、"守关",那么虽进行了针刺治疗,但疗效不佳,其中原因就不只是选穴的失误,而且还在于医者手法不正确,不能掌握气至的时机,不能产生"得气"感应,"气迟至而不治",就达不到补虚泻实的治疗目的。所以,《灵枢·本神》提示:"是故用针者,察观病人之态,以知精神魂魄之存亡得失之意"。就是说针刺者要通过观察患者的神态,了解脏腑精气的盛衰,才能施以补泻刺法。《标幽赋》也说:"凡刺者,使本神朝而后入;既刺也,使本神定而气随;神不朝而勿刺,神已定而可施。"指出医者用针之际,要使患者凝神定意,神志专一。至于如何守神,《素问·针解》说:"必正其神者,欲瞻病人目,制其神,令气易行也",张景岳对此解释云:"目者,神之窍。欲正病者之神,必瞻其目,制彼精神,令无散越,则气为神使,脉道易行也。"这就是说针治中要注意患者眼睛,引导其精神专一,意守病所,使经气畅达。

施针之时,必须精神集中,进针时要注意治神,进针后要注意守神。这是一个针灸医师应具备的医疗作风,只有心不二用,聚精会神,才能刺穴准确,进针顺利,得气明显,运针自如。

合理的针刺操作,不但要有熟练的技巧、完好的针具、适当的体位和做好术前宣传辅导,争取患者的协作,而且操作者必须具备良好的医疗作风,认真做到"神在秋毫,属意病者"的负责态度,只有这样,才能有效地减少患者不必要的痛苦,提高疗效。

《灵枢·官能》说:"用针之要,勿忘其神……徐而安静、手巧而心审谛者,可使行针艾。"说明针刺操作必须做到手巧心静,形神合一,才能得神取气,获得临床疗效。所谓神乃生命现象总的体现,是生命活动的根本。神周游于全身,游行出入于经络腧穴之中,正如《灵枢·九针十二原》所说:"所谓节者,神气之所游行出入也。"节,即腧穴之谓。故《标幽赋》谓:"凡刺者,使本神朝而后入;既刺也,使本神定而气随。"这充分强调了神在针刺治疗过程中的意义,即进针时要注意治神,进针后要注意守神。治神,是指医者在针刺过程中必须全神贯注,聚精会神,不可分心。如《灵枢·终始》所说"专意一神,精气之分,毋闻人声,以收其精,令志在针",《素问·宝命全形论》"如临深渊,手如握虎,神无营于众物",《标幽赋》"目无外视,手如握虎,心无内慕,如待贵人",都是强调治神的具体要求。守神,一是指医者在进针后要专心体察针下是否得气,注意患者神的变化和反应,并及时施以适当的补泻手法;二是要求患者心定神凝,体会针刺感应,专心注意于病所,促使气至。治神与守神应用得当与否,直接影响到临床疗效,同时也是衡量针灸医生水平高下的标准。故《灵枢·九针十二原》云:"粗守形,上守神……神在秋毫,属意病者",明确指出粗工与上工的区别在于是否能够根据患者血气的盛衰、邪正的虚实,施以不同的补泻针刺手法。

三、针刺中治神的方法和意义

（一）针刺中配合治神的方法

1. 针前准备,有两个方面　①重视患者的"神"、"气"状态。医生施针前必先观察患者眼神、面部表情、气色变化、姿态动静、语言坦然与否,了解其精神、魂、魄等心理活动,《标幽赋》说:"凡刺者,使本神朝而后入;既刺也,使本神定而气随。神不朝而勿刺,神已定而可施"。对"大惊大恐者,必定其气乃刺之"。同时观察患者形体的强弱胖瘦,脉象虚实,辨别正气强弱,病邪的深浅,全面观察、分析、推理、判断针刺宜忌,宜补宜泻,宜针宜灸,并以得神失神概括之,预测疗效的好坏。②医者应神意相守,平心静气,收敛神思,致意专注,如《标幽赋》所言"目无外视,手如握虎,心无内慕,如待贵人",以求医者进入"治神"状态,使其达到《灵枢·终始》中的"必一其神,令志在针"的意境。明确提出了医患双方施针前应该达到思维和情绪的统一状态。

2. 针刺手法包括进针、行针、留针等过程　①进针时,使医患双方入静,医者持针时庄重严肃,做到《灵枢·九针十二原》中的"神在秋毫,属意病者";进针时必先以左手按压所针腧穴之处,适当施以扪、切、推、弹、抓、压、循等手法,以转移患者的注意力,定其心志,减轻患者畏惧心理和对疼痛的敏感程度。从现代心理治疗观点来看,进针手法在一定程度上起到了"系统脱敏疗法"中某些重要环节(如松弛反应)的作用。②行针时得气与否,是决定针刺效果的关键一环。如《灵枢·九针十二原》"刺之要,气至而有效",神气之相随,气行则神行,神行则气行,所以古人讲"夫行针者,贵在得神取气",可见气至与否与治神紧密相关。古代医家认为,行针时要精神集中,目不瞬暇,手法灵巧,神寄于思,神现于指,心静指灵,意念在针,同时还要"精思详察"患者的反应,细心捕捉每一丝得气的征兆。倘若经气已至,则应慎守勿失,当补则补,当泻则泻;若经气未至,则须"正其神",使患者尽快进入"神已朝"的入静状态,再通过暗示诱导,"制彼精神,令无散越,则气为神使,脉道易行",可望迅速得气。补泻除施行手法补泻,保持刺激量外,行针也包含有治神内容。③留针有催促经气,保持针感的作用,可为医者提供多次行针的方便,也是患者加深意守的重要时机,在某些情况下,尚有加强意念导引、诱发经络感传的作用。

3. 在刺后调养方面,古代医家要求患者注意心理卫生的内容也颇丰富。如《素问·刺法论》"其刺如毕,慎其大喜欲情于中","慎勿大怒","勿大醉歌乐","勿大悲伤","心欲实,令少思"。否则,必使"其气复散",前功尽弃。

此外,古代医家在《内经》气质学说中指出,在整个治疗过程中,须根据患者不同个性特点、情绪状态、体质和气质类型,选用不同的针刺方法。其内容与现代心理治疗理论和方法中的某些方面颇为相似，如支持疗法、催眠疗法、行为矫正法、心理咨询等。明代杨继洲在《针灸大成》中精辟地指出，治疗心疾，当"静养以虚此心，观变以运此心，旁求博采以旷此心"，"由是而求孔穴之开合"，便是在针刺治疗中，自我调整、暗示、放松等心理治疗。这些方法至今在临床仍有应用价值。

综上所述，针刺过程中，针前准备、进针、行针、留针等基本步骤均含有入静、松弛、意念导引、意守等"治神"控制程序，后者对排除心理和整个环境因素的多种"噪音"干扰，提高中枢神经系统对机体的调控功能，改善针刺时的个体状态，有不可忽视的重要辅助作用。

（二）针刺配合治神的临床意义

人的心理活动不仅与疾病的发生发展有关，不同的心理状态，直接影响着对针刺感应强弱的反应，影响着针刺治病的效果。如"心寂则痛微，心躁则痛甚"，即是说明疼痛与人心理状态的关系。在治疗上，古代医家提出了"住痛移痛"的方法，"以移其神"或"制其神，令气易行"，分散或转移患者对疼痛的感觉。由此可见，轻视治神可能是针刺引起不良反应的最重要原因之一。《素问·五脏别论》中指出，治病时医生要"……观其志意，与其病也，拘于鬼神者，不可与言至德，恶于针石者，不可与言至巧，病不许治者，病必不治，治之无功矣"。这里强调了患者的心理活动及对治疗所持的态度对治病的重要性。医者必须取得患者的配合，双方达到"治神"的状态，才能取得预期疗效。

四、针刺中守神的意义和作用

神不仅主导着人的精神意识、思维情志活动，也主宰着机体物质代谢、能量代谢、调节适应、卫外抗邪等为特征的脏腑、气血等生理功能活动。同时，精神意识、思维情志活动也是神的外在表现。这充分说明了用针的关键，除了治神以外，守神也是关键之一，要求医者一是要专心体察针下是否得气，注意患者神的变化和反应，并及时施以补泻手法；二是要求患者心定神凝，体会针刺感应，专心注意于病所，促使气至。

（一）调护精气，守护元神

《内经》中的"神"与西医学所称精神意识的概念相当。中医认为：神之所在，心藏神，脑为元神之府；神之所主，是人体一切生命活动的外在表现。故"元神"即指人的精神意识、思维活动、气质修养及患者在疾病过程中的心态等。

"元神"虽然是抽象的概念，但却是物质的产物，这种物质即是"精气"。《灵枢·本神》曰："两精相搏谓之神。"《素问·六节藏象论》曰："五味入口，藏于肠胃，味有所藏，以养五气，气和而生，津液相成，神乃自生。"由此可见，神之始生,本源于先天生殖之精,而充养于后天的水谷之精。肾藏精,精成而脑髓生,髓充于脑则谓"元神",故肾精为生命之原动力。"人始生,本乎精血之源,人之既生,由乎水谷之养。非精血无以立形体之基,非水谷无以成形体之壮"。水谷之司在于脾胃,肾藏精气有赖于水谷精微地不断化生和充养。因此,调护精气,重在脾肾。《素问·阴阳应象大论》曰:"思伤脾……恐伤肾。"高明的针灸医生当时刻注重谨守病机,调护精气,专心致志,刺激适量,勿使患者意志惊恐,情绪紧张,要"手如握虎,如待贵人,如临深渊,如履薄冰",患者意志平和,神乃自守。其次,要以情胜情,视其人事境迁、贵贱贫富、男妇长少、性格勇怯、文化修养,有的放矢,注重针刺祛邪,勿伐脾胃、应护后天,使精化之源充足,则神乃自守。

(二)调理五脏,气和志达

《素问·宣明五气》曰:"五脏所藏:心藏神,肺藏魄,肝藏魂,脾藏意,肾藏志,是谓五脏所藏。""神"是人体生命活动的总称,也是对精神意识、思维活动,以及脏腑、精、气、血、津液活动外在表现的高度概括。神、魂、意、志统属广义"神"的范畴。《内经》中"五神藏"的理论,提出了五脏不同的功能,直接决定着情志活动,情志活动也反映了五脏的功能情况。在生理情况下,"人有五脏,化五气,以生喜怒悲忧恐"。在病理情况下,上述情志变化,都会影响相关的脏腑功能活动,怒伤肝、喜伤心、忧伤肺、思伤脾、恐伤肾;同样五脏病变也会影响情志的改变。《素问·宣明五气》曰:"精气并于心则喜,并于肺则悲,并于肝则忧,并于脾则畏,并于肾则恐。"故临床诊断疾病时,可根据神的活动改变,推断病变所在的脏腑,而在治疗神志病变时,也多着眼于五脏。依据五脏藏神的理论,结合五行相应、五脏生克的关系,采用"悲胜怒"、"恐胜喜"、"怒胜思"、"喜胜忧"、"思胜怒"的心理治疗,可以疏泄气机,调和气血,从而达到调理五脏的目的。五脏功能正常,则"气和志达,营卫通利"。高明的针灸医生,应善用此理论,做到"必审五脏之病形,以知其气之虚实,谨而调之也"。这样才能使患者"精神进,意志治,故病可愈"。

(三)调理气血,中守神机

《素问·五常政大论》曰:"根于中者,命曰神机,神去则机息。"即是说,凡有生命的血肉之体,生气根于身体之内,以神为活动的主宰,称为"神机"。《素问·六微旨大论》云:"出入废则神机化灭,升降息则气立孤危。故非出入,则无以生长壮老已;非升降,则无以生长化收藏。"说明了内外出入运动遭到破坏,生命活动就要熄灭,上下升降运动停止,自然界的各种事物也就不存在。"升降出入,无器不有",气机的升降规律,也体现于脏腑的各种功能活动,并存在于整个生命活动的始终。

《素问·八正神明论》曰:"故养神者,必知形之肥瘦,荣卫血气之盛衰。

血气者,人之神,不可知谨养。"《灵枢·营卫生会》曰:"血者,神气也。"说明了善于养神者,一定要了解机体荣卫血气的盛衰,因血气是神气的物质基础,不可不谨慎调养。气与血,均是构成人体最基本的物质,"运血者,即是气","守气者,即是血","气为血帅","血为气母","气行则血行"。高明的针灸医生,当谨守气血运行升降出入这一基本运动形式,使气机条达,血行有序,中守"神机",疾病乃愈。

通过以上三方面的论述,说明了"上守神"的内涵。依据"有诸内,必形诸外"的理论,掌握人体形与神的内在联系及病理变化,运用辨证施治的方法,明其变化所在予以调治,而不仅仅是"见形治形"而已。

第九节　针刺得气

得气,出自《素问·离合真邪论》:"吸则内针,无令气忤,静以久留,无令邪布;吸则转针,以得气为故"。在针刺过程中采用相应手法,使患者针穴局部和所属经脉出现某些感觉,并取得一定疗效的反应,古时称之为"得气"或"气至",现在则称为"针刺感应",并简称为针感。

一、陈氏针法针刺得气经验

(一)针感明显,疗效好

陈教授在针刺过程中十分重视得气这一环节,认为针感明显则效果好。《灵枢·刺节真邪》说:"用针之类,在于调气。"针刺的根本作用在于通过针刺腧穴,激发人体内的正气、真气、阴阳之气等,调整阴阳的偏盛偏衰状态,而达到防治疾病之目的。针刺后针下气至或出现传导,往往说明经气通畅,气血功能得到了调整,并通过经脉、气血的通畅,调整了元神,使元神发挥其主宰功能,使相应的四肢百骸,阴阳脏腑功能亦达到平衡协调,消除病痛,达到"阴平阳秘,精神乃治"的作用。所以说针刺得气是取得预期疗效的必要前提,即前人所说的"针刺贵在守神得气"。《灵枢·九针十二原》曰:"刺之要,气至而有效。效之信,若风之吹云,明乎若见苍天。"形象地描述了针刺得气与疗效的关系。

由于针刺所得之气是人体正气、真气等反应,从针刺得气情况的速迟,可以推知机体正气的盛衰,从而判断疾病好转或恶化趋向,或针治疗效的快慢,对病情的转归预后能有一基本了解。《金针赋》说:"气速效速,气迟效迟。"《针灸大成》也说:"针若得气速,则病易痊而效亦速也;若气来迟,则病难愈而有不治之忧。"一般来说,得气迅速多是人体正气充沛,经气旺盛的表现。正气足,机体反应快,获效相应也快,病易于痊愈。经气迟迟不至者,多是人体正气虚弱衰退的表现,神气不能及时相应,机体反应必然迟缓,获效相对也慢,病不易向愈。若经反复运用各种行针候气等手法后气仍不至者,多属机体正气衰竭,预后多不良。临床常常可以见到,初诊时针刺得气较迟或不得气者,通过针刺等方法治疗以后,逐渐出现得气较速或有气至现象,这说明机体正气渐复,疾病向愈。

另外,针下所得之气尚有正气、邪气之分,医者可以通过细心慎审针下的感觉,分辨出是人体正常功能反应之正气,还是病理反应之邪气。根据正邪之不同,辨别人体气血、阴阳等的盛衰情况,可作为进一步确立补泻手法的参考依据。所以可以说,得气既是采用补泻手法的前提,又是产生补泻作用最基本的先决条件。

（二）得气具有医患双方两方面的表现

得气是由医患双方在针刺过程中分别产生的主观感觉与客观效应组成的,可通过各种临床表现而察知。

1. 患者的主观感觉　在针刺之后,患者针穴局部和所属经脉路线上可出现不同性质的针感,主要有酸、胀、重、麻、凉、热、痒、痛,局部肌肉松弛或紧张,甚而有上下传导的触电感、水波样感和气泡样感,有时还可出现蚁走样感或跳跃样感等。

2. 术者的手指触觉和客观诊察　施术者通过自身的手指触觉,常可掌握针下得气的情况。通过术者持针的手指触觉,在针刺得气后常有一种"如鱼吞钩饵"的感觉出现,此时针下由原来的轻松虚滑慢慢变为沉紧重满。充分运用押手的指感,亦可辨析得气的情况,如可触知肌肉紧张、跳动和搏动感,所谓"如动脉状"者即是得气征象。

（三）多用催气法促使得气

催气法是针刺入穴后,通过相应手法,促使经气流行、气至针下的方法。常在针刺未得气时应用。陈老对于催气法运用颇有心得,常用循经循按和循经悬灸的方法。

循经循按是在未得气时,循经脉轻柔地来回往返循、按,可催使针下得气,是按摩与针刺配合的过程。循经悬灸常用回旋悬灸法,艾条熏灸针穴四周,或循经来回移动,并配合行针,促使针下得气。

二、历代医著对得气的论述

（一）影响得气的因素

影响针刺得气的因素很多,主要与患者体质、医生的医术医德以及环境因素有关。

1. 得气与患者的关系　针刺得气与患者精神状况、体质强弱和机体阴阳盛衰关系密切。新病、体质强壮、病证属实者,针后出现感应较快,较强;久病体衰、病证属虚者,针后得气感较慢、较弱,甚至不得气。

另外,《灵枢·行针》中指:"重阳之人,其神易动,其气易往也"。此种人阳气偏盛,神气敏感,容易为针所触动,针刺得气较为迅速,并可以出现感传。"阴阳和调,而血气淖泽滑利,故针入而气出疾,而相逢也。"此种人是指阴阳之气基本协调、平和者,气血润泽通畅,身体较为健康,故针刺时反应既不迟钝,又不过度敏感,得气较为适时而平和。而"阴气多而阳气少"之人属于阴气偏盛者,此种人多需经过一定的行针过程后方有反应,或出针后针感仍然明显存在。这些论述和见解已为我们临床实际情况所证实,可作为针刺得气快慢与否的参考。另外,因为疾病的关系,可以发生某一部分感觉不正常现象。如中风半身不遂者的患侧肢体大多只有痛感而没有酸麻感;面瘫者患侧的面部感觉较为迟钝;患有慢性风湿痛者,可有某一部分局部感觉迟钝,对针刺得气反应不敏感;而肢体麻痹者的患侧肢体一般没有针下沉紧的感觉。因此,对不同的患者,不同的针刺部位,因有不同的得气要求,不应不分情况一律要求针下出现同样的针刺感应。在针刺过程中,由不得气逐渐轻微得气,得气慢而渐快,是病情好转的表现。反之则为病情加重的征象。

2. 得气与医生的关系　《灵枢·邪气脏腑病形》所述:"中气穴,则针游于巷。"如取穴不准,操作不熟练,都是影响针刺得气与否的因素。若医生在施术时精神不集中,注意力分散,不能"治神",也会影响针刺得气的疗效。

3. 得气与环境的关系　环境因素无时无刻不在对机体产生影响。在春夏季节,气候温暖,针刺容易得气;秋冬季节,气候寒冷,针刺较慢或不易得气。正如《素问·八正神明论》所述:"天温日明,则人血淖液而卫气浮,故血易泻,气易行;天寒日阴,则人血凝泣而卫气沉,是以因天时调气血也。"一般而言,在气候较为温暖的情况下,针刺容易得气;而在气候较为寒冷时,针刺得气较慢或不易得气。同时针刺时环境的好坏也可以对得气产生影响。临床诊疗时环境安静,患者体位舒适、放松、自然,空气清新,针刺容易得气;反之,诊疗环境噪乱,干扰较多,患者采用强迫、不适的体位,针刺则不易得气。

(二)针刺不得气的处理

针刺时,如不得气或得气较迟时,要采取相应措施,促进得气,以达到提高疗效的目的。

1. 候气法　《针灸大成》曰:"用针之法,以候气为先。"当针下不得气时,需取留针候气的方法等待气至。亦可采用提插、捻转等手法,以待气至。正如《古本难经阐注》注:"若久留针而气不至,则浮刺于卫分,左转以待其气。"前者为静留针候气法,后者为动留针候气法。

2. 纠偏法　针刺不得气或得气迟缓,可能是因腧穴的体表定位不准,或针刺入腧穴的角度、方向、深度和强度不适当所致。腧穴是脏腑、经络之气输注体表的特定部位,刺中腧穴是得气的前提条件。针刺得气既要取穴准确,更要掌握熟练的针刺手法。

3. 益气法　对于少数机体虚弱,正气不足,因而针刺不易得气的患者,在其强身保健的腧穴上加强补益手法;或在腧穴上采用温针法、艾灸法温经行气;或针药并用,使正气渐复,经络气血通畅,机体达到“阴平阳秘”的正常状态。

4. 催气法　是针刺入穴后,通过相应手法,促使经气流行、气至针下的方法。常在针刺未得气时应用。陈会《神应经》首倡催气之法,他说:“用右手大指及食指持针,细细动摇进退,搓捻其针如手颤之状,是谓催气”。常用的催气手法有行针催气、押手催气、熨灸催气三种。

(1)行针催气法:包括适度的捻转、提插、颤法(震颤术)、捣法(雀啄术)、飞法(凤凰展翅术)和弹针、刮针等。徐出徐入的导气法和平针法,亦属此范畴。一般而言,频率快、幅度大、用力重者,针感可疾速而至且较为强烈;频率慢、幅度小、用力轻者,针感徐缓而至且不甚强烈。颤、捣、飞法针感明显,弹、刮之术针感较为平和。

(2)押手催气法:包括爪切、循摄、按揉穴位等方法,弹穴法亦属此范畴。诸此方法在未得气时应用,可催使针下得气;如在得气后应用,又可促使经气流行、上下传导。一般而言,上述方法都应和行针催气法结合使用,是按摩与针刺配合的过程。循、按法其作用相对缓和,爪切、摄法则作用较强。

(3)熨灸催气法:熨法指将温热物体(如炒盐、炒药、热水袋)用布包裹后贴敷穴位、经脉,或上下来回移动,以促使针下得气的方法。灸法,常用回旋悬灸法,艾条熏灸针穴四周,并配合行针,促使针下得气。上述两法常用于虚证、寒证。

(三)守气法

在针刺得气后,慎守勿失、留守不去的方法,即为守气法。《灵枢·九针十二原》指出:“粗守形,上守神……粗守关,上守机,机之动,不离其空,空中之机,清静而微。”说明上工治病重在守神,着重了解疾病内部气血的变化情况,针刺治病的关键在于掌握气至的时机,给予适当的补泻手法。《灵枢·小针解》说:“上守机者,知守气也。机之动不离其空中者,知气之虚实,用针之徐疾也。空中之机清静以微者,针以得气,密意守气勿失也。”论述了守神和守机的重要性,首次提出了“守气”和针刺得气后,密意守气的思想。说明守气法具体应用时应仔细辨认针下气至,得气时不要随便改变针刺方向和深度,宜手不离针,持针不动,针尖不要偏离已得气之处。或用治神法贯气于指,守气勿失,令经气陆续而至,绕于针下。《针灸大成》说:“宁失其时,勿失其气。”

针灸界有"得气容易守气难"之说,都说明得气宜"不离其空中",慎守其"清静以微"之机者。

《素问·宝命全形论》不仅指出了针刺守气的重要性,而且详细论述了守气方法,指出:"经气已至,慎守勿失,深浅在志,远近若一,如临深渊,手如握虎,神无营于众物"。《素问·针解》对上文亦进行了解释:"经气已至,慎守勿失者,勿变更也。深浅在志者,知病之内外也。近远如一者,深浅其候等也。如临深渊者,不敢堕也。手如握虎者,欲其壮也。神无营于众物者,静志观病人,无左右视也。"

临床常用的守气法有以下三种。

1. 推弩守气法 左手用力按压或关闭穴位,右手握针,使针尖持续顶着有感应的部位,推弩针柄或拇指向前、向下用力,使针尖不脱离感觉,维持一定时间。多用于补法守气。

2. 捻提守气法 左手用舒张进针法将针刺入,得气后放松押手,使针尖拉着有感应的部位向外或向后捻提,维持一定时间。多用于泻法守气。

3. 搬垫守气法 针下得气后,将针柄搬向一方,使针尖朝向病所,用手指垫在针体与穴位之间,顶住有感应的部位,维持一定时间。本法补泻均可使用。

针刺手法基本核心是以"得气"为主。如《灵枢·九针十二原》说:"刺之要,气至而有效,效之信,若风之吹云,明乎若见苍天,刺之道毕矣。"得气是由医患双方在针刺过程中分别产生的主观感觉与客观效应组成的。如果取穴及刺法得当,当体内经气与针连接而现得气(针感)时,除接受针刺者感到针刺部有酸、麻、胀、痹、重压感在局部或向远端肢节扩散外,操作者也可感到针下沉紧、冲动、针体转动有吸力,并可见针刺部附近的肌肉抽动,或经脉循行部的肌肉、肢节跳动,这些都是"得气"的指征。特别是后两项可感到的客观指征,对判断不能合作的患者(例如昏迷患者或儿童)是否得气,有重要的临床意义。

1. 患者主观感觉 不同性质的针感,与机体反应性、病证性质和针刺部位有密切关系,并与相应手法的操作有关。酸感多见于局部,时亦可放散至远端,特别在深部肌层、四肢穴位处多见,腰部次之,颈、背、头面、胸腹少见,四肢末梢一般无酸感出现。胀感较多见于局部,多在酸感出现前感知,时而呈片状向四周放射,犹如注射药液所呈现的物理压迫感,常现于四肢肌肉丰厚处。重感即沉重的感觉,犹如捆压似的,多见于头面、腹部,以局部为主,基本上不放射。麻感呈放射状态,多见于四肢肌肉丰厚处,有条状、线状或带状等。痛感多见于局部,以四肢末端或痛感敏锐处为重,如十二井穴、人中、涌泉、劳宫等。在针尖触及表皮时间较长时,或手法不当,或针尖触及骨膜、血管时亦可出现痛感。触电样针感,呈放射状,可快速放散至远端,多见于四肢敏感穴位,刺及神经干处亦可引起触电样感觉,时而会引起肢体搐动,患者常表现为不舒适的反应。水波样或气泡串动样感觉,患者感到舒适,常在四肢和肌肉丰厚处出现,可上下循经传导。痒感和蚁走感,常出现在留针期间,皮肤瘙痒难忍,犹如虫蚁上下走行似的。跳跃感,指肌肉的跳动或肢体不随意的上下拍动,亦为较强手法后所出现的一种针感。

2. 医者的感觉　在临床上,望、触、问诊是术者辨析得气常用的方法,可结合应用。诸如应用透天凉手法后,皮肤温度会有所下降,患者诉述局部有吹凉风似的感觉;用烧山火或其他可诱导热感的手法后,皮肤温度会有所上升,患者诉述局部或全身有温热感觉,甚而可出汗湿润、面部烘热等,这都需要通过仔细诊察而认知。

施术者随时注视患者的面部表情,是及时掌握手法轻重和得气程度的方法。针感徐缓而至,患者感觉舒适,面部则呈现平稳坦然的表情;针感紧急而至,过于强烈,患者不堪忍受时,则可出现痛苦的表情,如皱眉、咧嘴,甚而呼叫啼哭,此时术者即须停针观察。

在针刺过程中,针刺得气还可通过一些客观征象表现出来,如肌肉的颤动、蠕动和肢体抽搐、跳动等。诸此针感的表现与针刺得气的性质、手法刺激强度等有关。手法轻柔时,则局部紧张或肌肉颤动;手法较重时,肌肉呈搐动、抽搐样;手法很重时,则肢体可上下跳动。如针刺三阴交、极泉穴治疗上下肢瘫痪时,可见上下肢连续抽动。又如针肩髃施以行气针法时,可触及腕部肌肉颤动,针环跳时而触及踝部昆仑穴处肌肉颤动等。

值得指出的是,有些患者在针刺后常没有明显的针感,但其症状也可缓解,临床症状有所改善,功能有所恢复。这种现象常出现在远端取穴和耳针、腕踝针、眼针、头针等施术过程中,称为"隐性气至"。在中风偏瘫治疗时,取对侧顶额前斜线,用抽气法或进气法,针下有吸针感而局部并无明显感觉,患者肢体运动功能迅速有所恢复,即是其例。因此,我们强调"气至而有效",并不是要求每个患者都要有强烈的针感,而是要在针刺适度、取穴得当的前提下,去寻求有效的得气感应,从而提高疗效。从这个意义说,"有效即得气"的观点无疑是正确的。

不得气的原因为针下虚,如扎豆腐,患者受针部位毫无感觉是不得气的现象。针下气至不显,除了要考虑穴位与刺法是否准确外,还要注意个体的差异性。一般而论,体质强壮、对针刺敏感或不耐针刺患者,针感多明显强烈;体质弱、气血虚、对针刺反应迟钝或耐受针刺的患者,针下气至多不明显,甚而微弱不现。如刺数穴,一部分得气,而另一部分没有针感,这显然是取穴或刺法不当,应加以校正。但如果针下各穴皆无针感,且针下均虚,这种情况多见于气血虚衰或严重的病证,针灸对这类患者的疗效也较差。

第十节　行　气　法

针刺得气后,采用相应手法使针感沿经脉循行路线向病所或远处传导的现象,称为循经感传和气至病所。而促使循经感传的针刺手法称为行气法。包括捻转、提插、针向以及循摄、按压、关闭等手法内容,临床上可根据具体情况结合应用。

一、陈氏行气法

针刺得气后,采用相应手法使针感沿经脉循行路线向病所或远处传导,使气至病所是取效的关键。"岭南陈氏飞针"常用以下几种运针行气的方法:

针向行气:针刺达到一定深度,行针得气后,将针尖朝向病所(或欲传导之方向),再次刺入或按针不动,常可促使经气朝该方向传导。《针灸问对》说:"得气,便卧倒针,候气前行,催运到于病所。"一般来说,针尖方向与针感传导方向相一致。临床上可在进针时即将针尖直指病所,然后行针得气,得气后再用行气手法逼气上行至病所。

捻转提插:以针向行气为基础,施小幅度快速提插捻转,可促使针感循经传导。《针灸问对》说:"将针提按,或进或退,使气随针到于病所。"《针灸大成》说"内捻针使气下行至病所","外捻针令气向上而治病",即是其例。

按压关闭:充分运用押手,按压针柄或按压针穴上下,以使针感向预定方向传导。按压针柄法,即术者用中指和无名指放在针柄之下,食指按压针柄,持续按压 10~20 分钟,此法需在针向行气基础上进行,其用力大小可根据得气感应的强弱程度来决定。按压针穴法,即用左手拇指按压针穴上下,关闭经脉的一端,并向经脉开放的一端缓缓揉动,向针尖加力的方法。《金针赋》所说"按之在前,使气在后;按之在后,使气在前",即按压针穴上方,可促使针感向下传导;按压针穴下方,可促使针感向上传导。

循摄引导:本法可在进针前或进针得气后应用。在进针前,先循经脉路线用拇指指腹适当用力按揉 1~2 遍,再用左手拇指指甲切压针孔,直至出现酸麻胀感沿经传导,再行进针。在进针得气后,可将左手四个手指(拇指除外)垂直放在皮肤上,呈一字形排开放在欲传导的经脉上,在行针(捻转提插)同时一起加力揉动,或逐次反复加力。各指位置在经脉路线上亦可以不固定,而是在其适当部位(如较大穴区或针感放散受阻部位)进行循摄按揉。前者可用于头面及距病所较近的针穴处,后者则用于距病所较远的远道穴位。

施行行气法的前提是患者体质较好,对针刺较敏感,如果是体质较弱不易出现感传者,除了行气手法的应用,还应该注意一些问题。

运用行气法必须以针刺得气为基础,只有通过针刺激发了人体经脉之气,才有行气之可能。要想激发经气,使针刺感应达到病所,应注意以下几点。

(一)明确诊断,确定疾病属经

经脉本身具有"经脉所过,主治所及"的生理功能,同时每条经脉又有其所属的脏腑和证候表现。要想达到经气行至病所,就应掌握经络的基本理论,辨清疾病的属经,运用"以症定经,以经治病"的法则,使病、经、穴相应,才能激发失调的经气,使经气进入病所。

(二)分清虚实,给予适当刺激

疾病有虚实之分,机体有弱强之不同,要想使行气成功,达到气至病所,就必须根据患者体质,疾病的具体情况,给予刺激量、针感与病体相适应的针刺。一般针下以轻度或中度得气为宜,即患者自觉针下酸、麻、胀,医者指下无沉紧或有少许沉紧感。只有这样才能唤起机体的反应,激发经气,使气血调达,经气通畅,针感沿经上下,而远达于病所。反之,不分疾病虚实、机体强弱,墨守成规,一味追求手法、刺激量,均给予重度得气,不因人施针,则是不利于激发经气至病所的。

(三)针刺方向准确,深度适当

能否出现感传,使气行至病所,与针刺的深度、方向有一定的关系。一般致使针刺感应进入病区,必须将针尖斜向病所,如《金针赋》所说:"针退至人之分,得气沉紧,倒针朝病,进退往来。飞经走气,尽在其中矣"。这样可使感传走向病所。掌握针刺方向后,还应注意针刺深度,过深过浅均不合适。针刺过浅,针仅进入皮肤或浅筋膜等,一般只会有轻微的胀感;针刺较深,四肢部腧穴多出现向远端的触电样放散感。临床实践证明,要想激发经气,使感传循经进入病所,就必须将针刺入一定的深度。《灵枢·官针》说:"已入分肉之间,则谷气出。"可见将针刺入肌层内是产生感传较为有效的深度。据临床统计,针刺四肢部穴位出现感传者,根据部位不同,其深度分别为 5～30mm 之间。较为缓慢的放散性循经感传也多出现于肌层之中,进一步证明"经脉十二者,伏行分肉之间"是有一定道理的。

(四)掌握时机,慎守勿失

如前所说,行气法是以针刺得气为基础,故在运用行气法时,应细心体会针下的微细变化。一旦针下得气,就应及时配合行气手法,激发经气循经感传。施行气手法时还要随时注意察气,调整针感的性质,针刺的深浅,尽量使针下保持酸、麻、胀感。针感循经上行时,则应持续小幅度捻转、震颤针体,使经气趋向病所。

在行气的操作过程中还应注意保证环境安静,无干扰。术者要全神贯注地认真操作,患者应宽衣解带,身心放松,并仔细体察针感,给医者以积极的配合。

　　陈教授曾治一例梁姓,年龄 12 岁的女性患儿,患者平素体弱,近月因低热、眩晕、腹部不适,以后则渐现右侧肢体软瘫,诊见患儿神情怠倦,面色无华,患肢肤冷、知觉脱失、抬举无力,舌淡,苔薄黄腻,脉沉细。按症脉合参:患儿体质本虚,气血不足,复因湿热之邪郁积阳明,致气机凝滞,宗筋失束而成痿证。根据古人"治痿独取阳明"的经验,针用补法刺手、足阳明经曲池、足三里等穴,但针下均虚,经三诊效不显,细思患儿气血虚弱,脏腑经络功能必然低下,故虽用补法,短时难于旺盛气机,乃于治前先用手循按手、足阳明经,并悬灸心、肝、脾、膈、肾等背俞穴,然后再针刺。经反复"催气"辅助后,针感渐现,而疗效日显。当针下气能循经向远端扩散时,病情已大减。最后经 3 个疗程(30 次)而获痊愈。以后依此法治疗多例针下虚的病症,均取得较满意的疗效。

　　通过临床实践观察,说明古人关于"气速效速,气迟效迟,气不至不治"的说法是有一定根据,但也不是绝对的。如能从整体治疗观念出发,用积极的催气措施,促使脏腑经络气血功能的旺盛,就可以有效地带动病变的不利因素,向有利的方向转化,掌握治疗上的主动权。

二、历代医著对行气法的论述

　　综观历代有关文献,针刺手法大都以进退针、提插针、捻转针和针刺方向、深浅为基本内容。通过临床实践逐步充实、完善,确定下来的种种适合于临床实际的针刺手法,如各种单式、复式补泻手法以及辅助手法等。

　　1. 循摄行气法　《金针赋》云:"循而摄之,行气之法。"操作时用押手大指、食指、中指三指指腹在所刺穴位的经脉循行路线上下往来轻柔循按,促使经气运行,气至病所。其作用为激发经气,促使经气运行,气至病所,临床上多用于经气不足、气虚滞涩不行或得气后气行缓慢的虚证患者。

　　2. 弹针行气法　《针经指南》说:"弹者,凡用针时,可用大指甲轻弹针,使气疾行,如泻,不可用也。"《针经大成·经络迎随设为问答》说:"弹而努之者,是用指甲弹针,令脉气膜满,而得疾行至于病所也。"操作用大指甲轻弹针柄,促使气至病所。临床常用于虚证难于得气、气行缓慢者。

　　3. 深浅行气法　以病位深浅,病证虚实寒热而定深浅刺法,《医学入门》云:"凡寒热病(浅)者,宜于天部行气;经络病(中)者,宜于人部行气;麻痹疼痛(深)者,宜于地部行气"。临床上也常依据得气与补泻要求定深浅,针刺后浅部不得气,宜插针至深部以催气;深部不得气,宜提针至浅部以引气。有些补泻手法要求先浅后深,或先深后浅等。

4. 提插行气法　又称提按法,具有催气、行气、促使针感扩散,气至病所的作用,为行针的基本手法。常结合在"龙虎龟凤"四法中。在《难经·七十八难》"推而内之是谓补,动而伸之是谓泻"的启发下,将提插法应用于针刺补泻,或偏重于提,或偏重于插,以调和阴阳之气。

5. 捻转行气法　《灵枢·官能》中"切而转之","微旋而徐推之"为行针的基本手法,其配合提插以催气,配合针向和呼吸以行气,临床多以捻转角度大小,用力轻重,提捻结合动、摇手法,催促气至病所,单向捻针又称搓针法,多用于实证和体质壮实者。

6. 针向行气法　行针得气后,根据针感强弱及其传导方向等情况,及时调整针向,以催促气至病所。《针灸大成·经络迎随设为问答》说:"转针向上气自上,转针向下气自下,转针向左气自左,转针向右气自右。"《金针赋》中"青龙摆尾",《针灸问对》中的"纳气法",均是行针过程中变换针向以行气,从而促进针感传导的方法,临床常配合提、弩、按、推、捻等辅助手法应用。

7. 按压行气法　《金针赋》:"按之在前,使气在后;按之在后,使气在前,运气至疼痛之所。"行针得气后,按压针穴上下,控制针感传导方向,以获气至病所的效应。临床上作为辅导手法,多与针向调气法配合,用于治疗各种疼痛。

8. 导气法　有两种含义:①通过意念的诱导,使医患之气相结合于针下,而行调气之法,即通过心理诱导调整患者的精神状态,并处于良好的心理状态接受针刺治疗,即所谓神与气相随,易于得神取气。②《灵枢·五乱》:"徐入徐出,谓之导气,补泻无形,谓之同精,是非有余不足也。"指出进针后均匀地提插捻针,针感舒适,以得气为度,不具有补泻效应,其作用在于引导脏腑经络中互扰的清浊之气,恢复阴阳平衡。

第十一节　针刺补泻法

一、陈氏分级补泻法

"岭南陈氏飞针"在针刺补泻法上具有相当的特色,把补泻手法量化和操作规范化,创立了以辨证施治为基础的分级补泻法。

临床实践证明,针刺补泻手法必须随着机体发病过程中正邪相争、盛衰消长的转变而调整,并结合不同个体的生理病理状态(包括病情、体质、年龄以及针下气至情况)给予相适应的补或泻的治疗量。也就是说,在整个治疗过程中,必须贯穿辨证论治的原则。如果离开了这个原则去理解和运用补泻手法,一种倾向是给它披上"只能意会,不能言传"的神秘色彩;而另一种倾向是把灵活的补虚泻实原则片面理解为"轻重刺激",把补泻手法看成是一种机械的操作。显然,这两种认识都是不对的。要达到补虚泻实的目的,在施用补泻手法时,应根据中医学辨证论治的原则,从整体观念出发,按照不同的生理病理状态而决定(如病情、体质、年龄、情志、住地气候环境等因素以及针下气至盛衰情况),把补虚泻实的原则性和当时的病况灵活结合起来。也就是说,应根据不同的矛盾,用不同的方法去解决,而不能墨守成规,一成不变。

基于上述原则,陈教授经过多年的临床实践和总结,将徐疾、捻转等补泻法加以提炼改进,执简驭繁,创造了一套较规范的、行之有效、简便易行的独特针刺补泻手法——分级补泻手法,即根据患者不同的生理病理状态,将补泻手法各分为三级:轻补、平补、重补与轻泻、平泻、重泻。不同的补泻,除了体现在不同的操作手法外,还有其不同的主客观指征,现介绍如下:

补刺手法:在针刺得气的基础上,运针以慢按轻提(缓缓按入,轻快提出),小角度(180°~270°)捻针为主,留针 15 ~ 20 分钟。根据不同病情及针下气至情况,可分为 3 级。

轻补:慢按轻提运针,并结合刮(拇指或食指指甲在针柄上下刮动)或弹针。

平补:慢按轻提运针,同时结合小角度轻捻针。

大补:慢按轻提运针,结合快速小角度捻针及提插。

补刺的主、客观指征:针下得气,针感向近端(或沿经)扩散,或现微温感,或可见针刺部肌肉有轻微颤动,针下徐缓。行针的强度以患者有相对舒适感为度,刺后病情有所改善。

泻刺手法:在针刺得气的基础上,运针以速按慢提(较快而重地按入,提针较慢),较大角度(360°或以上)捻针为主,留针 20 ~ 30 分钟或观病情需要适当延长,根据不同的病情及针下气至情况,可分为 3 级。

轻泻:速按慢提运针,结合较大角度捻针及提插。

大泻:速按慢提运针,结合大角度捻针及较重力提插。

平泻:行针操作介于轻泻与大泻手法之间。

泻刺的主客观指征:针下现得气,针感向远端(或沿经)扩散,或感针下微凉,或可见针刺部肌肉、肢节轻微跳动,针下沉紧。施用泻刺手法针感较强,但以不超过患者的耐受量为度。刺后病情有所减轻。

平补平泻:在针刺得气的基础上,运针以缓进缓退为主,以中等角度捻针(不超过 360°),施用手法后以患者有较强针感,而无明显不适为度。

以上是在一般情况下施用补或泻,平补平泻手法的操作。但在某些特殊情况下(如昏迷),患者不能配合治疗,操作者必须细致观察客观指征,以疗效为主要依据。正如《灵枢·小针解》指出:"为虚与实,若得若失者,言补者必若有所得也,泻则恍然若有所失也。"可见古代医家已注意到用临床疗效来评定补泻标准。这种以疗效作为检验手法的标准,正是中医学辨证施治的精髓。长期的临床验证充分肯定了分级补泻手法的优越。

二、历代医家对针刺补泻法的论述

(一)针刺补泻的起源与发展

针刺补泻最早见于《灵枢·九针十二原》中:"凡用针者,虚则实之,满则泻之,宛陈则除之,邪胜则虚之。"《灵枢·经脉》又曰:"盛则泻之,虚则补之。"这是针刺补泻的基本原则。

《灵枢·小针解》曰:"徐而疾则实者,言徐内而疾出也。疾而徐则虚者,言疾内而徐出也。"这说明进针慢,少捻转,出针快为补;进针快,多捻转,出针慢为泻。王冰说:"徐出谓得经气已久,乃出之。疾按谓针出穴已,速疾按之,则真气不泄,经脉气全,故徐而疾乃实也。疾出针,谓针入穴已,至于经而疾出之,徐按谓针出穴已,徐缓按之,则邪气得泄,精气复固,故疾而徐乃虚也。"张景岳在《类经》里说:"徐出而疾按之为补,故虚者可实;疾出针而徐按之为泻,故实者可虚。"

《灵枢·九针十二原》说:"往来为逆,来者为顺,明知逆顺,正行无问。逆而夺之,恶得无虚,追而济之,恶得无实。迎之随之,以意和之,针道毕矣。"指出逆经气来时而施,为迎为泻;顺经气去时而施,为补为随。《针灸大成》注解《灵枢·小针解》曰:"迎而夺之者,泻也;随而济之者,补也。"指迎着经气循行的方向而针刺,是泻法;顺着经气循行的方向而针刺,是补法。

以后《难经》《医学入门》又提出来其他补泻手法,有疾徐、迎随、捻转、提插、开阖、呼吸6种手法,是补泻的基本手法,又称为单式手法,可以单独应用,也可以有机地结合起来用。对于邪气实证宜行泻法,针刺宜深,捻转、提插的幅度宜大,频率宜快,用力需重,重提轻插,逆经而刺,在患者呼气时出针,出针后摇大其孔,不予揉按;反之,对于正气虚证宜行补法,针刺宜浅,捻转、提插的幅度宜小,频率宜慢,用力需轻,重插轻提,顺经而刺,在患者吸气时出针,出针后揉按其孔。

杨继洲在《针灸大成》中注解《素问·离合真邪论》时将呼吸、捻转、开阖等手法结合而用,并归纳总结提出了复式手法,如烧山火、透天凉是由疾徐、提插、九六、开阖4种单式手法组成。

另外还有一种手法叫作平补平泻,是一种中等刺激量的针刺法,在进针得气后,给予平缓的刺激,即使用"徐入徐出"的手法,缓缓地提插或刮针柄。这种手法具有调节有关脏腑器官功能的作用,使其协调和平衡。在临床上,补泻的效果决定于患者的机体状态、针刺手法、腧穴特性及处方配伍。在不同的病理状态下,针刺可以产生不同的补泻效果。机体状态是产生针刺补泻效果的主要因素,而针刺手法则是促使体内虚实状态转化的重要条件。

(二)针刺补泻的原则

古人在长期医疗实践中,看到了疾病的产生和发展过程普遍存在着机体或器官组织功能的"有余"和"不足"现象。针对这种病理上的虚和实,《灵枢·经脉》中提示了"盛则泻之,虚则补之,热则疾之,寒则留之,陷下则灸之"的治疗原则。针刺补虚泻实就是从临床具体情况出发,针对不同患者、不同病情、不同时间,选用恰当的经络穴位,运用适当的补泻方法,对正气虚弱的病证,起到扶正(补)的作用;对病邪偏盛的病证,起到祛邪(泻)的作用。掌握好针刺补泻手法是针刺作用产生的关键之一。

(三)施行补泻的依据

1. 明辨经络 施行针刺首先要熟悉经络理论。《灵枢·本输》说:"凡刺之道,必通十二经络之所终始,络脉之所别处。"针灸的作用主要是调理气血以达到扶正祛邪。临床上辨证施治,都不能离开经络。例如针刺的浅刺、深刺与病邪留于经络的浅表或深层有关;上病下取、下病上取或左病取右、右病取左的刺法,与经络的整体联系有关,从而强调经络理论的重要性。

2. 审察形神 针灸治疗前必须诊察患者体质、形态的强弱与神气的盛衰。张介宾说:"形者神之体,神者形之用,无神则形不可活,无形则神无以生。"张志聪又提示:"知形之肥瘦,则知用针之浅深。能知形之肥瘦,气之盛衰,则针不妄用,而神得其养也。"了解人的形态和气质,患者平素体质的强弱及阴阳属性,可作为施治的参考和依据。

3. 辨别虚实 针灸施治之前,必须明辨虚实,即通过四诊合参对病证做出正确诊断。在针灸治疗方面,更须审察其经络的虚实情况,以及针刺穴位时指下感觉以分虚辨实。经络的虚实现象,可以从切循、按弹及针下感应方面加以辨别,凡表现麻痹、厥冷、陷下、瘦弱、针下空虚及感觉迟钝等现象为虚;表现疼痛、红肿、硬结、肥大、针下紧涩及感觉过敏等现象为实。针刺补泻的另一特点是将针刺入穴位后细心体察指下气血正邪活动的状态,结合虚实情况而施行补泻。

(四)影响针刺补泻效果产生的因素

针刺补泻效果的产生,主要取决于以下三个方面。

1. 机体的功能状态 毫针刺法属于外治法的范畴,只是一种影响机体反应的外部作用因素,起决定作用的是人体本身的功能状态。人体功能处于不同的病理状态下时,针刺可以产生不同的作用而收到补或泻的不同效果。当机体的正气虚怠呈虚证时,针刺相应的腧穴可以起到补虚的作用;当机体处于实证、闭证等呈邪盛状态时,针刺相应的腧穴又可以起到清热、启闭等泻实的作用。如胃肠痉挛疼痛,其证属实,针刺可以收到解痉止痛之效;胃肠蠕动缓慢而弛缓,呈虚证时,针刺可以增强胃肠蠕动而使其功能恢复正常。这种针刺的调整作用,是与机体正气的盛衰和机体的功能状态密切相关的。

2. 腧穴的特性 腧穴的主治作用不仅有其普遍性,而且某些腧穴还具有相对特异的治疗作用。如关元、气海、足三里等穴具有强壮作用,多用于补虚,扶助正气;少商、中冲、十宣等穴具有泻邪的作用,多用于泻实,疏泄病邪。故临床应在掌握腧穴共性与特性的基础上,根据对患者体质、病情、病位等的综合辨证,选取与疾病相适宜的穴位,采用适当的治法和针刺手法,才能收到良好的针刺补泻效果。

3. 针刺手法 上述影响针刺补泻作用的因素,主要是指在针刺入人体腧穴以后,机体在针刺基本手法操作中发生的双向性良性调节反应。而运用特殊而适当的针刺补泻手法,不仅可以使这种良性的调整作用加速、加强,更可以人为地改变和控制机体的反应状态,引出更适宜于调整机体阴阳平衡的针刺感应。因而同一患者,在同一时间,同一孔穴内针刺,由于手法的操作方式由行针基本手法改用特殊的针刺补泻手法,其患者的机体反应也会发生相应的改变,或出现特定的针刺补泻反应。这也是针刺基本手法与特殊的补泻手法的主要区别。

(五)《内经》论针刺补泻

《内经》是我国现存最早的一部医学巨著,其中对针刺补泻手法有较详的记载。历代针灸医家在此经文基础上不断加注释、补充与发展,使之更加完整,内容更丰富多彩。但由于《内经》成书年代久远,加之文字深奥,疑难之处颇多,再加上后世医家叙述简繁不尽相同,故现代针灸医界认识也未尽一致。

针刺补泻在临床中具有重要的实用价值。《素问·调经论》说:"刺法言,有余泻之,不足补之。"《灵枢·九针十二原》曰:"虚实之要,九针最妙,补泻之时,以针为之。"又说:"凡用针者,虚则实之,满则泻之,宛陈则除之,邪盛则虚之。"其中所言之"补"、"泻"是针对有余(实)和不足(虚)两种不同的病体状态而确定的治疗原则与方法,高度地概括了补泻手法的意义。历代医家十分重视这一问题,如皇甫谧在其《针灸甲乙经》中说:"刺虚者,须其实;刺实者,须其虚。"孙思邈在其《备急千金要方》中指出:"凡用针之法,以补泻为先。"窦汉卿在其《标幽赋》中说:"望不补而晦不泻,弦不夺而朔不济。"杨继洲在其《针灸大成》中,更以很大篇幅论述了补泻,并在《素问·针解》"针下热"、"针下寒",《灵枢·官针》"三刺",《针经指南》"热补"、"凉泻"以及《金针赋》"烧山火"、"透天凉"的基础上发展了烧山火与透天凉等手法。

然而,针刺补泻手法是一个很复杂的针刺技巧,说明针刺手法有其独特作用,具有一定临床意义。但需要说明的是,针刺补泻是通过调整脏腑经络气血,来达到补虚泻实的目的。

岭南陈氏针法分级补泻法是以辨证为基础的。《素问·调经论》云:"百病之生,皆有虚实,而补泻行焉。"针刺是以整体观念为基础的一门学科,在辨证过程中,不但要根据脏腑经络、四诊八纲辨明病位与属性,确定相应的治则,而且在论治时,也要贯彻这些原则。按照患者的不同体质,病的不同阶段,以及针下气至情况,灵活运用"盛则泻之,虚则补之,热则疾之,寒则留之"的治疗法则,只有这样,才能达到扶正祛邪,补虚泻实的治疗目的。

一般而论,补针法均以轻捻、慢按轻提为基本操作,捻针频率较慢,幅度较小,留针时间短;而泻针法则以速按慢提为主,捻针幅度较大,留针时间较长。对于某些补泻手法,大多来自不同年代的个人临床总结,由于受到当时的历史条件的限制,精粗混杂这是可以理解的,所以,要通过临床实践去加以验证,才能做到去粗存精,去伪存真。例如,纯属寓意的"呼吸补泻"和"开阖补泻",无实际的临床价值,可舍弃之。又如"以口温针为补",这种污染的针法,今天更是不可取。因此,对于补泻的手法和运用,是一项值得重视和探讨的内容。

附一:分级补泻手法对体表原穴经络测定观察

20 世纪 80 年代,陈教授采用经络测定仪(HZ-E303 型,50KΩ9-12V),测定分级补泻手法对 40 例患者体表原穴电流阻力变化情况,作为观察的一项参考指标。

试验表明:

1. 十二经原穴电阻的改变和相应脏腑的病证有密切关系。如测定的低数低于平均数 1/3 或 1/2,多表示该经病属虚,反之,则多表示病属实。

2. 对虚证用补刺可使该经低数上升或超过平均数,而实证用泻法则可使该经高数下降或接近平均数。从测定数的变化可以理解为补泻手法是通过调整脏腑阴阳,而起到补虚泻实作用。

聂某,女,27 岁。诊断:慢性肾炎(肾阳虚)。

十二经原穴测定平均数为 23.1(肾经低数为 10)。经用平补刺右复溜,测左侧肾经低数渐上升至 30,退针后仍保持 25。治疗后眩晕、腰痛均改善。

文某,男,26 岁。诊断:胆绞痛(胆火郁结)。

十二经原穴测定平均数为 42(胆经高数为 80),经用大泻左阳陵泉,右侧胆经渐下降至 45。当泻刺操作期间(并用导刺手法),患者自觉有凉感自足外侧抵胁,刺后 5 分钟则痛顿失。

附二:补泻的不及与过之实例分析

临床实践证明,补泻手法施用适当与否,对疗效有直接的影响。补或泻刺过之(过量刺)或不及(不足量刺)而导致治疗失败,甚至引起病情恶化的事例

屡见不鲜,举例如下:

有一何姓女患者,年 40 岁,因病内服 0.25g 氯霉素后全身出疹,翌日则现不完全性肢体瘫痪,初诊时由家人背负来诊。症见神志清,形体虚胖,面色晦暗无华,语言低沉,并伴心悸、眩晕等。

体检:心肺正常,腹平软,肝脾未及,血压 90/60mmHg,四肢皮肤微凉,肌张力明显减退,肢体不能自主提举,皮肤感觉存在,未发现病理神经反射,舌淡,苔薄白,脉沉细。症脉合参,诊断为痿证。治用补益气血,乃为之温灸百会,补刺曲池、足三里等穴。当针刺进穴内 3 分许,则现气至,患者自感酸麻向指趾扩散,稍加慢按轻提补法反应尤强,并渐感针刺部有轻微烘热,可见针刺循经远端指趾微颤动,故在留针期间只间歇用轻补的刮针法,强度以患者有舒适感为度。针灸后患者眩晕减,肢体活动稍改善。五诊后患者可自行持杖步入诊室。第六诊由他医治疗,在刺法上用烧山火补法,以图加速肢体功能的恢复,运针时患者肢体搐动,操作者仍按古法行针,因患者不能忍受致汗出、心悸而中断,术后患者感遍身皆痹,原已康复的活动功能顿失,需由家属背负离院。下诊,仍用原轻补法调治 1 周才渐有起色,再治月余而愈。

从这一例在治疗中病情突然恶化的事实说明,虽然同一患者,用相同的治则,但在具体运用时脱离了整体辨证的原则,忽视了个体差异性,所用的刺法虽同属补的范畴,但却犯了"过之"之忌,不但达不到治疗目的,反而导致病情逆转恶化。

另外,"不及"的刺法,也同样达不到预期的效果。例如,中暑昏厥证,患者表现为神昏肢厥,面色苍白,脉微若绝,血压下降,甚至血压不可测知,从辨证来看,均属一派虚象,治则应"虚则补之",但在施治时,如果补刺的量脱离了针下气至情况和当时的病情,只用一般的补法,收效必然甚微,需用大补刺法,方能奏效。

陈教授曾治一例杨氏患者,男,24 岁,因中暑昏厥而急诊,经用常规补刺人中、内关、足三里、涌泉等穴,发现针下均虚;再用催气辅助,疗效仍不显著。通过病机分析,顿悟此病由于暑伤心阳,阳气外脱而起,脏腑经络气血气化功能衰弱,故用常规补刺法,已不足以挽回欲脱之阳气,必须运用大补针刺,才能激发和旺盛脏腑经络气血功能,达到回阳救脱目的。遂转用慢按速提与小角度捻转、提插相结合的大补法。经持续运针数分钟,病情明显好转,始见脉起,肢暖汗止,继而神志渐清,待血压回升才留针。留针期间,间歇用上法运针,至病情稳定后才退针。以后运用同样补法治疗多例中毒性休克患者,均取得较好疗效。

第十二节　留　针　法

将针刺入腧穴,行针施术后,将针留置穴位内称为留针。留针是针刺治疗中的一个重要环节,对提高针刺疗效有着重要的意义。通过留针可以起到加强针刺的作用和便于继续行针施术等。临床可分为静留针法和动留针法两种。

一、陈氏留针法经验

留针多用动留针法,留针的时间一般为 20~30 分钟,在留针的过程中继续调针运气。《灵枢·九针十二原》:"刺之要,气至而有效。"说明针刺得气是取得疗效的关键。针刺的治疗作用,不仅取决于辨证选穴、行针手法,而且与留针密切相关。留针可候气,留针过程中亦可行针催气,气至而有效。总之,正确掌握留针的方法、原则和时间,直接影响针刺疗效,因而具有重要的临床意义。

"岭南陈氏飞针"的留针方法是在针刺得气并施以一定的手法后,将针留置于穴位内,可使针下保持一定的得气感觉,并有利于再次行气,以增强针刺感应或使之沿经传导,达到气至病所,可以起到镇静、止痛、调整身体阴阳气血的作用。

(一) 动留针法

"岭南陈氏飞针"在留针这一环节上主张动留针法,其作用在于:

1. 留针以调气　针刺得气施以一定的手法后,将针留置于穴位内,可使针下保持一定的得气感觉,并有利于再次行针催气,以增强针刺感应或使之沿经传导,达到气至病所,可以起到镇静、止痛、调整身体阴阳气血的作用。

2. 留针以加强、巩固疗效　在留针过程中,为保持针感,可以每隔 5~10 分钟行针 1 次,反复多次地间歇行针。也可以用电针,使针刺的作用加强并延续持久,以达到加强和巩固疗效、邪去正复的作用。

(二) 留针时间

留针时间根据患者病情的因素而灵活变通。

1. 根据病证　一般寒证宜久留针,以利寒邪消散,如坐骨神经痛、三叉神经痛等。对因阳气衰微引起四肢不温,眩晕,如低血压、痿证一般留针 10~15 分钟即可。

2. 根据病程、病位　一般对病程短、病情轻、病位较浅在表者,留针时间宜短;久病不愈、病位较深在里者,留针时间宜长。即"深则欲留,浅则欲疾"。

对慢性、顽固性、痉挛性疾病可较长时间留针,并配伍皮内埋针,给予长时间的持续性刺激。

3. 根据患者的年龄、体质 《灵枢·逆顺肥瘦》说:"婴儿者,其肉脆,血少气弱,刺此者,以毫针浅刺而疾发针,日可再也。"由于小儿形体弱小,脏腑未充,且善动难静,一般不宜久留针;年老和体质瘦弱者一般多气血衰弱,留针时间宜短。

4. 根据得气的程度 对针刺反应敏感者,针刺后容易得气,针感较强,放散较远,留针时间可短;对针刺反应不敏感者,针刺后得气慢,针感较弱,需候气者留针时间可延长。

留针时间的长短.都必须辨证而施,不可机械。

二、历代医著论留针法

对于留针与否或留针久暂的选择,古人认为是由多方面的因素决定的,如针刺的季节、患者的体质、所选用的经络腧穴、疾病的性质等。《内经》认为留针应应天时季节,对于留针与否,术者应考虑施针的季节。如《灵枢·本输》论述春、夏、秋三季各选其相应腧穴针治,但不留针,只有冬季才"冬取诸井诸腧之分,欲深而留之"。《灵枢·四时气》亦指出:"冬取井荥,必深而留之。"结合《内经》的其他相关内容可以看出,冬季针刺宜留针,春季、夏季、秋季不宜留针。

其次,《内经》认为留针还应考虑患者体质,刺年壮者应留针,刺瘦弱之人不应留针或少留针。《灵枢·根结》亦指出:"刺布衣者深以留之,刺大人者微以徐之。"此外,《内经》还特别指出,刺婴儿者,因其肉脆血少气弱,应用毫针浅刺或不留针。

《灵枢·阴阳清浊》认为:"刺阴者,深而留之;刺阳者,浅而疾之。"又《灵枢·经水》指出,各经脉的气血多少不同,远近浅深不同,留针的久暂也不同。并进一步指出,即使同一条经脉,因患者的体质、大小、肥瘦不同,留针久暂亦应不同,应"以心撩之",如"足阳明,五藏六府之海也,其脉大血多,气盛热壮,刺此者,不深弗散,不留不泻也。足阳明,刺深六分,留十呼。足太阳,深五分,留七呼……手之阴阳,其受气之道近,其气之来疾,其刺深者皆远过二分,其留皆无过一呼。"

根据所刺腧穴,《内经》只在某些病用某穴治疗时指出了留针的情况,如《针灸甲乙经》中对所录349个腧穴,指出可以留针的只有154个,还不到总数的一半;而且《针灸甲乙经》明确指出,所刺腧穴不同,留针的久暂也不同。因此针刺时,留针与否应考虑所选用的腧穴。《内经》认为,在针灸时,施术者应根据疾病的病情、性质等来选择留针与否。对脉象而言,《灵枢·邪气脏腑病形》认为："刺急者，深内而久留之；刺缓者，浅内而疾发针……刺涩者，必中其脉，随其逆顺而久留之。"对病性而言，《灵枢·经脉》指出："热则疾之，寒则留之。"对于虚实，《内经》认为，虚证应久留针，如《素问·调经论》云："血有余，则泻其盛经出其血；不足，则视其虚经，内针其脉中，久留而视，脉大疾出其针。"对久病，《内经》认为，因其邪气入深而且病久，故应深刺而久留针。综上所述，在《内经》的论述中，各留针依据之间有时存在冲突和矛盾，如刺阴经不应留针，而治疗飧泄时，选用阴经之阴陵泉穴却久留针；在夏季针刺时不应留针，而夏季所患疾病是寒性病时，针刺该不该留针等。

关于留针久暂，《内经》所载留针内容除多处用"久"字之外，留针最长的是刺足阳明，留十呼，还不到 1 分钟，较之现代临床的留针时间是相当短的，近乎不留针。但古代，特别是宋朝以前，留针的时间一般都很短，如初唐时期的甄权主张："补，呼不过三；泻，吸不过五"。故留十呼自然谓之"久"。又《针灸甲乙经》所载留针的 154 个穴位中，留十呼以上（含十呼）者 15 个，而最长留二十呼者，仅有公孙、内庭、环跳 3 个。当然，留针久暂可能与不同针灸流派有关，如《武威汉代医简》中的留针时间则偏长：有"留针如炊一升米顷出针"，有"留针百二十息乃出针者"。唐代孙思邈《备急千金要方》亦有"针间使百息"的记载。但今人留针多以 30 分钟为数，约 300 余息，其时间大约较"如炊一升米"的时间还长，由于古人炊一升米所需的时间并不确切，故其渊源有待进一步考证。

综上可知，关于留针的记载，首见于《内经》。如《素问·离合真邪论》谓："静以久留。"又如《灵枢·终始》谓："久病者，邪气入深，刺此病者，深内而久留之，间日而复刺之。"《灵枢》提到"留针"共 30 多处。《内经》中留针时间一般较短，如《灵枢·经水》谓："足阳明，深刺六分，留十呼。足太阳，深五分，留七呼……手之阴阳，其受气之道近，其气之来疾，其刺深者皆无过二分，其留皆无过一呼"。这可能与古代针具较粗，针刺禁忌较多有关。到了唐代，《千金翼方》载"针间使百息"，已有 5 ~ 6 分钟。后世留针时间普遍较长。追其原因，一方面是现代针具做得精细，针感相对较弱，留针时间需要相应延长；另一方面是对《内经》留针时间的重新认识。

对于如何适当掌握留针时间的久暂，《灵枢·经水》提出，应按"其少长，大小，肥瘦，以心撩之，命曰法天之常"。还必须根据针刺后的具体情况灵活地掌握留针时间。《灵枢·九针十二原》说："刺之而气不至，无问其数；刺之而气至，乃去之。"《灵枢·终始》也说："凡刺之道，气调而止。"故留针不在于死守时间的久暂，而应在适神不散，邪气得去之时迅速去针，如邪滞则久留针。其活法在人，非一成不变。

第十三节　出　针　法

出针是毫针技术操作过程的最后步骤,是针刺达到要求后将针取出的方法。在临床上,出针法应根据病证虚实、患者体质、针刺深浅和腧穴特点等具体情况正确施行,否则会影响疗效,甚而引起出血、血肿、针刺后遗感等不良后果。

一、陈氏出针法经验

"岭南陈氏飞针"注重针刺手法,辨证取穴,对近年来被不少医家临床所忽略了的出针手法,也特别重视。

"岭南陈氏飞针"常用的出针方法是缓慢出针法,要求以左手持消毒干棉签轻轻按压于针旁皮肤上,右手按照针刺的方向持针作轻微的小幅度捻转,慢慢将针提至皮下,稍稍停顿,然后再完全退出,随即用干棉球轻轻揉按针孔,以防出血。此法出针患者少有痛苦,出血情况也较少。

出针时不可用猛力拔针,否则患者感觉疼痛,也容易出血。如起针后针孔出血,用消毒干棉球按压片刻即可止血。但切不可用手指直接按揉针孔,以防感染。眼区腧穴容易出血,故对眼区腧穴,如睛明、球后等,出针手法须轻柔、稳顺,出针后以消毒干棉球按压 1~2 分钟。如已出血可按血肿处理。

出针的顺序,一般按"先上后下、先内后外"的顺序进行。

二、历代医著论出针

《灵枢·邪气脏腑病形》说:"刺滑者,疾发针而浅内之,以泻其阳气而取其血。刺涩者,必中其脉,随其逆顺而久留之,必先按而循之,已发针,疾按其痏,无令其出血,以和其脉。"经文中的"发针"即是出针。《素问·针解》说:"徐而疾则实者,徐出针而疾按之;疾而徐则虚者,疾出针而徐按之。"都说明出针的快慢宜以脉象之滑涩、病证之虚实等为依据。

《金针赋》说:"出针贵缓,太急伤气。"《医经小学》说:"出针不可猛出,必须作三四次,徐徐转而出之则无血,若猛出必见血也。"《针灸大成》:"凡持针欲出之时,待针下气缓不沉紧,便觉轻滑,用指捻针,如拔虎尾之状也。"《医宗金鉴·刺灸心法要诀》:"拔针之时切勿忙,闭门存神要精详,不沉不紧求针尾,此诀须当蕴锦囊。"《流注指微论》:"出针贵缓,急则多伤。"《金针赋》:"摇而退之,出针之法。"都强调指出,出针不可草率从事,否则容易耗伤气血,影响疗效。

"岭南陈氏飞针"的缓慢出针法依从古训,可防止出针后出血,减轻针刺后遗的酸、胀、重、痛等不适感,不伤气血。

出针时必须注意的是针下感觉,一般而言,只有针下感觉松动滑利时,方可出针。如针下沉紧,推之不动,按之不移,多为邪气未退,吸拔其针,或真气未至,或肌肉缠针产生滞针现象。此时不可出针,宜留针以候邪气退、真气至,或循、切经络腧穴周围,使气血宣散。滞针者可在针旁5分处再进一针,或左右前后各进一针,分别摇动捻转,使肌肉松弛,再逐步将针退出。必须注意的是,此时退针宜缓,退出些许,留针片刻,不得猛退,以免折针、弯针。

出针时应用力轻巧、柔和、均匀捻动针柄,将针取出。如遇有阻力,宜稍停后再按一般方法施术。如用力过猛,往往会引起疼痛、出血及针刺后遗感。头、目等部位应注意针孔按压,对于头皮、眼眶等易出血的部位,出针时尤其要注意缓缓而行,出针后尤须用干棉球按压较长时间,以免出血或血肿。出针后不必急于让患者离去,当稍作休息,待气息调匀、情绪稳定后方离去。有的人出针后不久会出现晕针,有的人出针后过了片刻可能出血、血肿,因此出针后令患者休息,并严密观察,可防止意外发生。

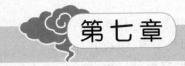

第七章

针刺常见问题及处理

第一节　针刺出现疼痛的原因及处理

人体的表皮，末梢神经、血管分布较丰富，并散布敏感的"痛点"，在肌层血管纵横交错，在深层有骨骼、脏器。针刺过程中出现疼痛，除了刺法不当外，往往还与刺中敏感的末梢神经、血管或深层的骨骼、脏器有关。因此，进针时必须密切注视针下情况。

针刺表层：在皮肤表层针刺时出现的疼痛，往往是刺中微细血管与"痛点"，因此，在选择刺入点时，除应注意避开显露的末梢血管外，并可用针尖轻接触刺入点，无过敏性锐痛（如针尖触及即现锐痛，则示该处为"痛点"，可将针尖稍外移至无痛处即可），则可作为刺入点。

针刺肌层：当针穿透进入肌层后，痛感极微。但如突然出现较明显的胀痛或锐痛，多属刺中血管，应将针上提并转变刺入方向，如痛感消失则已避开血管，可继续运针行气。

针刺深层：当运针至深层时，要注视针下两种情况：如针尖碰触硬物，其反应为锐痛，则示刺进骨膜，应将针上提再运针；如刺入深层原阻力骤减，往往是针已透入空腔（胸、腹或关节），要迅速将针退出，并应留观患者，密切注视病情变化，进行必要的随症处理。

第二节　滞　针

滞针是指针刺进穴位后，出现捻动困难或进退不得的现象。

滞针的原因，主要是操作者在进针时捻转角度过大，引起局部肌肉紧张，或只向同一方向捻针，以致皮肤或肌纤维缠绕针体而引起。

滞针发生后，不宜继续强行将针拔出或捻进，可在嘱患者放松肌肉的同时，用另一只手在针刺部周围揉按，使肌肉松弛，随后持针手紧握针柄，做小幅度的上下提插。如滞针由于向同一方向捻转而引起的,应在提插的同时,将针慢慢向反方向捻转,以解除肌纤维缠绕,待肌肉松弛后,才可继续行针。

第三节 晕 针

晕针是在针刺过程中,患者出现眩晕、恶心、心悸、面色苍白、出汗、手足发凉、甚至猝然晕倒的症状。

眩晕的原因很多,凡体质虚弱、疲劳、饥饿、精神紧张的患者采用坐位进针,或操作手法过强,引起脑部一时性缺血,均可引起,尤多见于初次接受治疗的患者。

针刺期间,患者如诉说头晕、恶心,则为晕针先兆,此时应迅速将针全部退出,让患者平卧于床,头低位(不用枕,使血液较快流回脑部),盖上毛巾保温,并用干毛巾擦汗。神志尚清者,可喝些热开水,一般症状经以上处理后,能迅速恢复。如晕针症状较重者,可用艾条悬灸百会、足三里等穴,必要时配合其他急救措施,待患者手足暖、汗止、脉复、神清,再留观一会才可离去。

第四节 弯 针

弯针是指在行针或留针期间,由于某种原因,针体在患者穴位内变形,引起捻转或出针困难的一种现象。

弯针的原因,常因针刺过猛,或在关节附近留针时,患者体位变动,肌肉或关节牵拉、夹扭致针体弯曲所致。

发现弯针后,不应强行将针拔出。如体位变动引起的,宜帮助患者慢慢恢复原来体位,并根据针柄倾斜的方向,将针缓缓退出。

第五节 折 针

折针是在针刺期间,针体在穴位内发生折断的现象。

折针的原因主要是针刺前忽略严密的针具检查,使用有裂纹、缺口或有锈蚀的针,加上在操作时捻针过猛,或患者体位移动将针牵拉所致。

发现折针时,操作者应保持镇静,并嘱患者不要变动体位,以防针的断端移动或内陷。如果针的断端可见,则用左手拇、食指在针旁压皮肤使断端露出体外,再用镊子夹持取出。如折针部位在手或足掌(如中渚、合谷、太冲),且针尖在对侧皮下可触知,则可用消毒镊子柄的钝端向进针口下压,将针从对侧压出。如果断针在肌肉或关节内,用上法不能取出时,就应采用手术处理。

第六节　出血或血肿

出血或血肿是在退针后有血液从针刺部渗出,或皮下迅速隆起淡紫色包块的现象。

出血或血肿的原因,是在行针过程中,针尖损伤血管所致。如刺伤浅表微血管,只在针刺口有小点渗血。如刺伤较粗血管,出血量就多,甚至在皮下迅速隆起拇指头大的血肿,并伴疼痛。在针刺过程中,应注意避开可见的血管,在血管分布较丰富的部位(如太阳、球后穴),不宜提插。运针时如针下出现疼痛(常为刺中血管),应将针稍上提并改变方向,避开血管。

退针后,针孔如有少量渗血,可用消毒干棉球稍加按压。如出血形成血肿,加压面积和时间应延长,直至包块平复。遗留的紫斑,一般在数天内能自行消退,如加用热敷,效果更好。

第七节　气　　胸

气胸是在针刺胸、背部穴位时,患者当即(或针刺后)感到胸闷、胸痛、咳嗽、气促,严重时,可出现呼吸困难、唇现紫绀、血压下降甚至休克。患侧肺部听诊呼吸音减弱,甚至消失,叩诊呈鼓音,则示气胸已形成,应即作 X 线检查确诊。

发生气胸的主要原因是没有按照操作规程进针,特别在某些部位,如胸、背和肩膊等处刺入过深,常见的是深刺肩井、肺俞等穴,或采用不恰当的强力提插,致针穿透胸壁和肺脏,空气进入胸腔而成。

发生气胸时,应密切注意病情的变化,首先安慰患者,并嘱作半卧位休息,同时内服抗感染、止咳药。如轻度气胸,经休息后症状可逐渐缓解,但仍需追踪观察。如发生严重气胸,应及时采用中西医结合做紧急处理。

上述的针刺异常情况,主要是医者没有按照规范操作而导致,特别是某些重要脏器上穴位如果刺法不当,可引起严重的后果,甚至危及生命。例如刺伤延髓,可当即死亡;刺伤脊髓,可引起相应的肢体瘫痪;刺伤心脏,有生命危险;刺伤肝、脾、肾,可致内脏出血或休克;刺伤胃、肠、膀胱,可引起急腹症等。

总的来说,如能认真做好针刺前的准备工作,合理的运用针刺操作,掌握正确的刺入方向和深度,针刺疗法是安全的。反之,则易引起医疗事故。这些都是值得我们重视的。

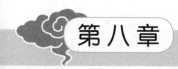

第八章

常见疾病的治疗

第一节 内科常见病症

一、神经衰弱

神经衰弱以精神容易兴奋和脑力容易疲乏,常有情绪烦恼和心理生理障碍为主要症状,但神经系统多无器质性病变,其特征是易兴奋、易激惹、易神疲,情绪波动大,常有头痛、注意力涣散、记忆力减退和情感脆弱等。病程一般较长。此病多发于 16~40 岁之间青壮年,两性无差别,以脑力劳动者多见。

本病属中医学"不寐"、"眩晕"、"惊悸"等病的范畴。症见有睡眠不宁,多梦,易激动,头昏,头痛,记忆力减退,精神疲乏,心悸气短,阳痿,遗精等。中医认为营卫气血运行失常,七情过度,阴阳失调是导致本病产生的根本原因。

本病病因多与心、脾、肝、肾、胆及阴血不足有关。心主神志、主血,劳心过度,伤心耗血,致使心经阴阳失调,则见健忘、失眠、心悸;心藏神,脾藏意,主思,思虑过度易致气机阻滞不畅,脾胃运化无力,致气血不能养心安神而发为失眠、多梦等;肾主藏精,肾气亏损则见头昏、耳鸣、腰酸、遗精等症。但其病机为阴阳失衡,导致神不守舍,因此在治疗上应以调整阴阳,养心安神为主。临证时应抓住脏腑的主要病机,进行辨证论治。

【诊断依据】

1. 存在导致脑功能活动过度紧张的社会心理因素。

2. 具有易感素质或性格特点。

3. 临床症状以易兴奋,脑力易疲乏,头痛,睡眠障碍,继发焦虑等为主。

4. 病程至少 3 个月,具有反复波动或迁延的特点,病情每次波动多与精神因素有关。

5. 全面体格检查,包括神经精神检查或其他必要的各项检查,确能排除其他躯体疾病或早期精神病者。

【治疗处方】

1. 肝胆火旺

患者形体多壮实,症见神情易激动,头痛,胁痛,口苦,难入睡,稍睡则发噩梦,舌质红,苔薄黄,脉弦数。

治法:清肝胆火,滋养肾阴。补泻兼施。

主穴:太冲、胆俞(泻)、太溪(补)。

2. 心脾血虚

多见于病情久,正气虚亏的患者。症见面色淡白,语音低沉,神疲肢倦,头昏,心悸,记忆力减退,胸腹胀闷,食欲不振,嗜睡而梦多,醒后仍疲乏,舌质淡,苔薄腻,脉细弱。

治法:补血,宁心,健脾。针灸并施,用补法。

主穴:神门、三阴交、内关、脾俞、足三里。

3. 心肾不交

症见面色黯淡,精神萎靡,少气懒言,头晕,耳鸣,心悸,腰膝酸软,小便频,夜尿多,妇女月经不调,男子则见阳痿,遗精。舌质淡,脉沉细。

治法:交通心肾。针灸并施,用补法。

主穴:神门、太溪、心俞、肾俞。

配穴:心悸加内关;耳鸣配听宫、听会;遗精或月经不调配关元或中极、命门;失眠加安眠穴;头痛刺太阳、印堂或风池,梅花针叩刺夹脊。

【按语】

太冲是肝经原穴,胆俞为胆之背俞穴,泻之能直接清肝胆火;太溪是肾经输穴,刺之能滋阴制火;神门、内关有清心安神之功;取三阴交、足三里、脾俞,能旺盛脾胃气血,心得血养则神安;心俞、肾俞均属心肾之背俞穴,两穴配合能宁心益肾;听宫、听会能直接调和耳之经气;取关元、中极可补下元虚损;命门能益肾壮阳;安眠穴为治失眠之经验穴;太阳、印堂、风池为循经局部取穴,刺之可升阳通络而止头痛。

【注意事项】

1. 神经衰弱多因患者神经调节功能不稳定,每因工作压力过大或受不良社会心理因素刺激而发病,用针灸治疗可以对大脑皮质起到很好的调节作用,解除大脑保护性超限抑制,加强对自主神经中枢的调节,因而对本病起到很好的治疗效果。

2. 本病是在精神因素长期作用下形成的大脑功能失调,某些病程已久的患者难以很快获效,需要坚持治疗,同时了解发病原因,进行心理辅导,帮助患者消除不良情绪,是提高疗效的关键之一。

二、癔症

癔症是指一种以分离症状(包括漫游、遗忘、假性痴呆和多重人格)和转换症状(主要指运动障碍和感觉障碍)为主的精神障碍,这些症状没有可证实的器质性病变基础。其障碍有癔症性人格基础,起病常受心理社会(环境)因素影响,除癔症性精神病或癔症性意识障碍有自知力障碍外,自知力基本完整,病程多反复迁延。常见于青春期和更年期,女性较多,首次发病者常有精神创伤。

其临床表现多样,既有运动、感觉障碍等类似于神经系统疾病的症状,又有与各种内脏病变类似的各科疾病的症状,也可有短期发作的精神症状(分离症状)。发作前多有先兆感,继现类癫痫样发作,症见患者突然肢体抽搐,或停滞卧倒,或胡言乱语,哭笑无常,或表现为功能障碍(肢节瘫痪、失明、失语、失听)。神志不完全消失,瞳孔对光反射存在。但神经系统检查无器质性病变。

本病属中医学"脏躁"、"肝郁"等范畴,认为其病因多与肝气郁结有关,日久肝郁抑脾,耗伤心气,营血暗耗,心失所养,神失所藏,或思虑伤脾,脾失健运,痰湿内生,流注经络而发病。

【诊断依据】

1. 有心理社会因素作为诱因,并至少有下列1项综合征:①癔症性遗忘;②癔症性漫游;③癔症性多重人格;④癔症性精神病;⑤癔症性运动和感觉障碍;⑥其他癔症形式。

2. 没有可解释上述症状的躯体疾病。

【治疗处方】

治法:开窍,解郁,和肝。针用泻法。

主穴:人中、太冲、涌泉。

配穴:哭闹不休取神门、内关;失明刺睛明、鱼腰;失语配廉泉或哑奇;听力障碍配听宫、听会或翳风;肢体瘫痪或感觉异常可按患部循经取穴,或用梅花针叩刺患部。

【按语】

刺人中能醒脑;补涌泉、泻太冲有调和肝肾的作用;取内关、神门可清心安神;刺睛明、鱼腰,能调眼之经气;刺廉泉、哑奇,能通咽部经气而治失语;取听会、听宫、翳风,能调和耳部经气而复听。

【注意事项】

1. 治疗期间,医者应尽量取得患者信任,治疗时要注意环境的安静,同时结合患者症状特点,进行一定的心理辅导,增强患者康复信心,采取合作态度,尽量做到首次见效,否则会影响到日后治疗效果。

2. 癔症是一类易复发的疾病,及时消除病因,使患者对自身疾病性质有正确的了解,正视自身存在的性格缺陷,改善人际关系,对于预防疾病复发有一定帮助。如果患者长期住院治疗或在家休养,家属对患者的非适应性行为经常给予迁就或不适当强化,均不利于患者康复。

三、癫痫

癫痫是一种脑部疾患,其特点是持续存在着能够增加未来出现癫痫发作可能性的脑部持久性改变,并出现相应的神经生物学、认知、心理学和社会功能障碍等方面的后果。多继发于脑外伤、脑炎、颅脑占位性病变或中毒等病,但也可为原发病。主要表现为突发性、一过性的短暂脑功能障碍,引起昏仆、肢体抽搐或意识模糊,每因情绪激动、劳累而发作。

本病中医学属"癫疾"、"痫病"范畴。中医学认为多因气机逆乱、元神失控所致,与心、肝、脾、肾失调有关。由于肾阴不足,脾阳不能运化或肝郁,均可生痰,如风痰或夹火上迷清窍,发作前无先兆,患者突然仆倒、昏不知人、口吐涎沫、两目上视、四肢抽搐,或口中如作猪羊叫声,移时苏醒如常人。病属本虚标实,故发作停止后,宜采用调心、肝经,补脾肾为主的治本措施。

【诊断依据】

1. 至少有一次癫痫发作。

2. 发作前多无先兆症状,或间有眩晕、胸闷等,发作时瞳孔扩大,对光反射消失。

3. 任何年龄、性别均可发病,但多在儿童期、青春期或青年期发病,可有家族史,每因惊恐、劳累、情志过极等诱发。

4. 规范化脑电图检查有助于癫痫发作的诊断和癫痫的分类。

【治疗处方】

1. 风痰夹火型(大发作)

发作前间有短暂胸闷或眩晕,随即昏倒,并出现肢体强直抽搐、牙关紧闭,常于抽搐时咬破舌头而吐带血口沫、神志昏迷、瞳孔扩大、面色青白,甚则大小便失禁,抽搐约数分钟后即转入昏睡,清醒后感头痛、困倦等症状。舌红苔黄腻,脉弦数。

治法:清火,息风,化痰。用泻法。

主穴:涌泉、太冲、人中。

2. 痰阻清窍型(小发作)

主要表现为精神运动性发作。患者突然短暂的意识丧失、语言中断或局部肢体抽动的小发作,但无昏仆倒地,也可表现为突然无意识的动作,事后对发作时的活动均一无所知。

治法：化痰，通络，清心。用平补平泻法。

主穴：内关、足三里、百会(或人中)。

配穴：痰多配丰隆；牙关紧闭刺合谷、颊车；头痛取风池、太阳；发作后针灸心俞、肝俞、脾俞、肾俞。

【按语】

风痰夹火型刺涌泉、太冲，能潜阳、平肝息风止抽搐；人中有通窍醒脑之功；刺内关能清心化痰；取足三里可旺盛气血而通痰阻；刺百会能清脑；配丰隆能化痰；刺合谷、颊车，能通经络而开牙关；泻刺风池、太阳，能祛头之风邪而止痛；发作后针灸心俞、肝俞、脾俞、肾俞，能调和有关脏腑的阴阳，阴阳得调，病则可平。

【注意事项】

1. 早期治疗是保证疗效的关键。大量的资料统计表明，以前未经治疗过的患者，首次接受系统而规范的治疗后疗效较好；长期慢性病史者预后较差。

2. 针刺治疗癫痫，以休止期为宜，发作期因患者不易配合，不宜使用。如治疗前患者正处在服药期间，不宜马上停止已服的抗癫痫药物。

当癫痫一次发作持续 30 分钟以上，或两次发作期间，患者意识未能恢复，为癫痫持续状态，需中西医结合进行诊治。

四、失眠

失眠是一种以入睡困难、睡眠深度或频度过短、多梦、早醒及睡眠时间不足或质量差等症状为主的常见病。西医学研究表明，在人的脑干尾端存在能引起睡眠和脑电波同步化的中枢。这一中枢向上传导可以作用于大脑皮质，与上行激动系统的作用相对抗，从而调节睡眠与觉醒的转化。若因某种因素使睡眠中枢的调整失常，就会造成失眠。临床常因精神、躯体疾病及环境等因素导致失眠。最多见的为精神因素，如焦虑、抑郁、精神疾病早期，这些因素导致睡眠中枢的调控失常，从而导致睡眠障碍。

中医学称"不寐"、"失寐"、"不得眠"、"目不瞑"、"不得卧"，主要表现为睡眠时间、深度的不足，轻者入睡困难，或寐而不酣，时寐时醒，或醒后不能再寐，重则彻夜不寐，常影响人们的正常工作、生活、学习和健康。

中医认为本病多因七情所伤、思虑劳倦太过或受惊恐，亦可因禀赋不足、房劳久病或年迈体虚所致。其主要病机是阴阳、气血失和，脏腑功能失调，以致神明被扰，神不安舍而发病。

【诊断依据】

1. 睡眠生理功能障碍(包括难以入睡、睡眠不深、易醒、多梦、早醒、醒后不易再睡)。

2. 头昏、乏力、嗜睡、精神不振等症状是由睡眠障碍所致;仅有睡眠减少,不视为失眠。

3. 临床可检测多导睡眠图:①测定其平均睡眠潜伏期延长(长于 30 分钟);②测定觉醒时间增多(每夜超过 30 分钟);③测定实际睡眠时间减少(每夜不足 6.5 小时)。

【治疗处方】

1. 肝郁化火

症见不寐,性情急躁易怒,不思饮食,口渴喜饮,目赤口苦,小便黄赤,大便秘结,舌红苔黄,脉弦。

治法:疏肝安神。

主穴:太冲、神门、安眠。

针刺手法:针刺太冲得气后,针尖朝上,以小角度逆时针捻针提插为主,捻针频率宜慢,提插幅度宜小,促使经气向上传导。神门穴进针得气后,针尖斜朝上臂逆捻,慢按轻提运针(缓慢按入,轻快提出),并结合刮针(拇指或食指指甲在针柄上下刮动),使针感向上臂、胸扩散;安眠穴用斜刺(针尖斜向鼻尖方向),得气后多捻不提插,针感向头部扩散。

配穴:肝俞平泻,三阴交平补平泻。

2. 痰热内扰

症见不寐,头重,痰多胸闷,恶食嗳气,吞酸恶心,心烦口苦,目眩,苔腻而黄,脉滑数。

治法:化痰,和中,安神。针刺平补平泻。

主穴:外关透内关、神门、安眠。针刺平补平泻。

配穴:丰隆、脾俞、三焦俞。针刺用平补平泻法。

3. 心肾不交

症见心烦不寐,心悸不宁,头晕,耳鸣,健忘,腰酸梦遗,五心烦热,口干津少,舌质黯红,脉细数。

治法:滋阴,养心安神。

主穴:三阴交、内关、安眠。针刺平补手法。

配穴:太溪、三阴交、肾俞、心俞。针刺平补手法。

4. 心脾两虚

症见心悸不寐,健忘,神疲食少,头晕目眩,四肢倦怠,腹胀便溏,面色少华,舌淡苔白,脉细无力。

治法:健脾益气,养心安神。

主穴:三阴交、神门、安眠。针刺手法同上。

配穴:脾俞、足三里、内关。针刺足三里时用补法,针尖向上斜刺,进针得气后逆时针慢按轻提运针,结合快速小角度捻针。针刺内关时用补法,针尖向上斜刺,进针得气后顺时针慢按轻提运针,并结合刮针,导气上行。

5. 心胆气虚

症见不寐梦多,易于惊醒,胆怯心悸,遇事善惊,气短倦怠,小便清长,舌淡,苔薄白,脉弦细。

治法:益气宁心,安神。

主穴:内关、心俞、安眠。针刺手法同上。

配穴:足临泣、胆俞、阳陵泉。针刺用补法,进针得气后,慢按轻提运针,同时结合小角度轻捻针。

6. 瘀扰心神

长期不寐,面色晦黯,皮肤偏黯,肢体关节酸痛重着,口唇黯淡紫,眼眶黯黑,发易脱落,肌肤干,舌质紫黯,脉涩。

治法:活血化瘀,安神。

主穴:太冲、三阴交、神门、安眠。针刺手法同上。

配穴:太冲、肝俞、膈俞向下斜刺,用平补平泻;内关,针刺用平泻法,针尖向上斜刺,进针得气后速按慢提运针,结合逆捻针及提插。

【按语】

神门为心经原穴,针刺之可益气镇惊,安神定智;三阴交为足三阴经交会穴,可调理脾肾气机,使三阴之经得以平衡而协调阴阳,如《针灸甲乙经》云“惊不得眠……三阴交主之”;安眠为经外奇穴,具有宁心安神之效。辨证交替选用上穴,可收安神益智之效。治疗期间嘱患者注意调理神志,合理生活作息,增加户外运动,可收事半功倍之效。

注:安眠穴左右对称。翳风穴平行后1寸为安眠1,再后移1寸为安眠2,可交替使用。

【注意事项】

1. 飞针治疗失眠有较好的疗效,部分患者在留针时即可入睡。对顽固失眠者可适当延长留针时间。

2. 引起失眠的原因很多,在治疗过程中,应针对病因,注重对患者的心理疏导,以提高临床疗效。

3. 对接受治疗的患者要“调神”,即加强患者对治疗的信心,消除其对失眠的恐惧,嘱患者注意生活规律,劳逸结合,适量运动,戒辛辣刺激性食物,多吃富含营养、口味清淡的食物。

五、头痛

头痛是临床上常见的症状之一,通常是指局限于头颅上半部,包括眉弓、耳轮上缘和枕外隆突连线以上部位的疼痛,是人体对各种致痛因素所产生的主观感觉,也是多种疾病的临床表现之一。

头痛的原因繁多,常见的如高血压、感冒、鼻窦炎、神经官能症、颅脑疾患等。其发病机制可能与颅内外血管的收缩、扩张以及血管受牵引或伸展,脑膜受刺激或牵拉,生化因素及内分泌紊乱,神经功能紊乱等相关。诊断方面主要根据其发病情况、头痛部位、头痛的程度与性质及伴随症状等进行鉴别;本节所讨论的主要为内科常见的头痛,如血管性头痛、紧张性头痛、五官科疾病的头痛等,其他原因引起的头痛亦可参照本节内容辨证施治。

头痛属于中医学“首风”、“脑风”等范畴。中医学认为“头为诸阳之会”,六经病变皆可致头痛,脏腑经络之气皆上会于头,不论外感、内伤皆可诱发头痛,外感多因六淫邪气侵袭,内伤多与情志不遂、饮食劳倦、体虚久病等因素有关。

临床上主要根据审证分经,除辨明头痛属何经外,还应进一步辨别引起头痛的原因,以采取相应的治本措施。由于头痛随发病的部位不同,而配穴有别,因此,辨证时应根据症状和发病部位的不同灵活进行论治。

【诊断依据】

1. 以头部疼痛为主要临床表现。

2. 头痛部位可发生在前额、两颞、巅顶、枕项或全头部。疼痛性质可为跳痛、刺痛、胀痛、灼痛、重痛、空痛、昏痛、隐痛等。头痛发作形式可为突然发作,或缓慢起病,或反复发作、间歇或持续痛。

3. 外感头痛者多有感受外邪的病史;内伤头痛常有七情过极或脏腑疾患、饮食不节、劳倦、病后体虚等病史。

【治疗处方】

1. 风寒头痛

症见头痛连及项背,常有拘紧感并微晕,恶风寒,遇风尤剧,流清涕,舌苔薄白,脉浮紧或浮缓。

治法:祛风寒,通络止痛。用平补平泻法。

主穴:风池、大椎。

2. 痰湿头痛

症见头痛而重坠如裹,多伴有肢体倦怠,胸闷纳呆,时吐痰涎,舌苔厚腻,脉濡缓。

治法:通经气,化痰湿。用平补平泻法。

主穴：丰隆、阴陵泉。

3. 肝阳头痛

症见头顶胀痛伴有紧束感，神烦易怒、胸闷心悸、目赤、夜寐不宁等。舌质红，脉弦数。

治法：平肝潜阳。用泻法。

主穴：太冲（泻）、太溪（补）

4. 气血虚头痛

症见头部隐隐作痛，遇劳加剧，并伴眩晕、心悸、气短。舌质淡，苔薄，脉细数。

治法：益气，养血。用补法，针灸并施。

主穴：足三里、三阴交、肝俞、脾俞。

配穴：按头痛部位分经取穴。前头痛（阳明经）配合谷、攒竹、印堂；侧头痛（少阳经）配风池、太阳、阳陵泉；后头痛（太阳经）配风池、委中；头顶痛（厥阴经）配百会、涌泉。

【按语】

按疾病部位循经取穴，可调和经络气血，阴阳得调则头痛止。刺风池、大椎，能祛风寒、通络而治风寒头痛；刺阴陵泉、丰隆，有健脾渗湿化痰之效；泻太冲而补太溪，能滋肾平肝；针灸足三里、三阴交，可温运脾胃气机；加灸脾俞、肝俞旺盛血气，血气得充则虚性头痛可愈。

【注意事项】

1. 飞针针刺对缓解各种原因所致的头痛均有效果，尤其以血管性头痛疗效较好。临床上宜与西医学检查相结合，对其他由确切原发病引起的头痛，还应针对原发病进行治疗，以免贻误病情。

2. 如头痛与月经周期相关，在经前或经期头痛发作时开始治疗，每日1次，直至痛止。

六、三叉神经痛

三叉神经痛是一种面部三叉神经分布区阵发、针刺样、反复发作的剧烈疼痛，间歇期无症状。疼痛部位多在一侧。患者面部常存在"触发点"，如上下唇、鼻翼外侧、舌侧缘等，说话、进食、洗脸、刷牙、打哈欠、甚至微风拂面时都会诱发疼痛。

根据病因可分为原发性和继发性，以中老年者多见，女性多于男性。原发性三叉神经痛病因尚不明，近年认为邻近血管压迫三叉神经根，使神经纤维发生脱髓鞘病变等，而引起发作性剧烈疼痛。继发性三叉神经痛可能为颅底肿瘤、炎症、血管病变及脱髓鞘及创伤等病所致。"岭南陈氏飞针"主要适应于不伴有器质性病变的原发性三叉神经痛,继发性的必须结合病因治疗才能奏效。

原发性三叉神经痛可发于第一支、第二支或三支同时发病,疼痛部位和神经的分布是一致的,眼支(第一支)分布在眼、额区;上颌支(第二支)分布在上颌区;下颌支(第三支)分布在下颌区。

本病属中医学"头风"、"眉棱骨痛"和"面痛"范畴。中医学认为多与外感邪气、情志不调、外伤等因素有关,风寒之邪侵袭面部阳明、太阳经脉,寒性收引,凝滞经脉,气血痹阻;或因风热毒邪,侵淫面部,经脉气血壅滞,运行不畅;外伤或情志不调,或久病成瘀,使气血凝滞。

【诊断依据】

1. 阵发性发作的面部疼痛。

2. 疼痛至少包含以下 4 种标准:①疼痛只限于三叉神经的一支或多支分布区;②疼痛为突发性、强烈的、尖锐的、皮肤表面的刺痛或烧灼痛;③疼痛程度严重;④刺激扳机点可诱发疼痛;⑤具有痉挛发作间歇期。

3. 无神经系统损害表现。

4. 排除其他引起面部疼痛的疾患。

5. 对于疑为继发性三叉神经痛患者,应进行相应的检验,明确病因。

【治疗处方】

1. 寒邪入络

呈阵发而短暂的闪电样或烧灼样剧痛,多见于三叉神经第二支、第三支,每次发作持续时间较短暂,疼痛间歇期症状可完全消失,一天可反复发作数次至数十次。患部恶风寒,每当洗面、饮冷水、咀嚼食物、情绪激动则易诱发,用手按擦或适量的热敷可减轻症状,患者多伴有眩晕、心悸等症状,舌质淡,苔薄白,脉细数。

治法:温通经络,行气止痛。用平泻法,久留针,配合局部神灯照射。

主穴:合谷、太冲、翳风、痛点(埋针)。平补平泻法。

配穴:眼支配太阳或鱼腰、攒竹;上颌支配颧髎、四白;下颌支配颊车、地仓、承浆;眩晕、心悸加大椎、内关、心俞;胸脘胀闷配脾俞、三阴交;体弱温灸肝俞、脾俞、肾俞。

2. 痰湿阻滞

患部间现阵发性刺痛或酸痛,时轻时重,并伴有神疲体倦,胸闷不舒,食欲不振,口淡等症状,舌苔薄腻,脉濡细。

治法:通络,行气,化湿。用平补平泻法。

主穴:合谷、足三里、下关、痛点(埋针)。平补平泻法。

配穴同上。

【按语】

泻刺合谷、太冲能调和阳明、厥阴经络气机而止痛;刺足三里、下关,能旺盛阳明气血而化痰湿;按病所循经局部取穴,可直接疏通经络而祛邪;温灸肝俞、脾俞、肾俞,能活血舒筋,健脾运,滋肾阴;刺大椎、内关、心俞,能清阳,行气,宁心,经络气血疏通,阴阳得调,痛则可除。对持续发作者,可在痛点埋针,2~3 天更换一次。

【注意事项】

1. 局部穴位用平泻法,久留针,配合局部艾条温灸或神灯照射;远隔穴位可用提插手法,尤其在发作时,宜用远隔穴位行大泻手法。

2. 本法对原发性的三叉神经痛疗效较好,但应注意针法使用得当,穴位选择准确;对继发性的三叉神经痛则应及时结合病因治疗。

3. 鼓励患者坚持治疗,树立信心,避免焦虑和过度疲劳。宜选择质软、易嚼食物,忌食生冷辛辣等刺激性食物。注意头、面部保暖,保持精神愉快,避免精神刺激。

七、肋间神经痛

肋间神经痛是指肋间神经支配区的疼痛综合征。肋间神经为胸神经前支,脊柱至肋角间的一段走行在两肋的中间,位于肋间动脉的上方,胸廓内筋膜与肋间内膜之间;至肋角以前,神经即转位于动脉的下方,平肋下缘,肋间内肌与最内肌之间。可分为原发性和继发性两种。原发性肋间神经痛主要由肋间神经炎引起,多与受寒、感染有关,呈阵发性疼痛,如刺如钻,时发时止;继发性肋间神经痛,多因邻近器官和组织炎症、挫伤或肿物压迫而起病,如胸膜炎、慢性肺部炎症、脊柱或肋骨损伤、带状疱疹、胸椎段脊髓肿瘤等,多呈持续性疼痛。

本病属中医学"胁痛"范畴。《灵枢·五邪》说:"邪在肝,则两胁中痛。"《临证指南医案·胁痛门》汪案说:"痛在胁肋,游走不定。"临床所见单纯的肋间神经痛,其病因多为肝郁、痰阻或挫伤成血瘀,致经脉不通,气血阻滞而成病。

【诊断依据】

1. 疼痛表现为发作性的沿某一肋间神经走向的刺痛或灼痛,咳嗽、喷嚏、深呼吸时疼痛加剧,以单侧为多见。

2. 疼痛范围局限于病变肋间神经分布区,患部呈阵发性剧痛,并有固定痛点。沿着肋间神经分布区域及其相应皮肤部位有压痛点,常在脊椎旁、腋线及胸骨旁。

3. 经 B 超、心电图及 X 线摄片检查排除肝胆、心血管、肺脏疾病及外伤病史。

【治疗处方】

1. 肝气郁结

症见神烦善怒,胁部呈胀痛,或刺痛,痛无定处,每随情志的变化增减,情绪激动、咳嗽时疼痛增剧,每沿肋间扩散,局部压痛明显,可伴胸闷不舒,善太息,甚则腹部胀满,食欲不振,口干口苦,大便干结,小便黄赤,舌苔多薄黄,脉弦数。

治法:疏肝理气,清肝泻火。用泻法。

主穴:肝俞、期门、太冲、阳陵泉,肋痛点(埋针)。

针刺手法:肝俞斜刺,针尖宜斜向胸肋,使针感沿两肋传导;期门平刺,不宜过深,针刺得气后用捻转泻法;阳陵泉针下得气后,针尖朝上,逆捻导气上行。

2. 痰浊阻滞

症见神疲少气,胁肋部阵痛隐隐,时痛时止,胸闷痰多,口淡不欲饮,可伴眩晕,肢体重着,舌苔多浊腻,脉弦滑。

治法:疏通经络,行气化浊。用平泻法。

主穴:支沟、阴陵泉透阳陵泉、丰隆。

针刺手法:支沟,针刺得气后,针尖略向上,逆时针捻转导气,使针感沿手臂向胸部方向传;丰隆直刺,行平泻法。

3. 瘀血阻络

症见胁肋刺痛,痛有定处,痛处拒按,入夜痛甚,胁肋下或见有癥块,舌质紫黯,脉沉涩。

治法:祛瘀通络。泻法。

主穴:膈俞、肝俞、血海、三阴交。

配穴:胁痛甚刺期门、肝俞;胸痛配膻中、内关;头痛、眩晕取太阳、风池;咳嗽配尺泽、合谷;食欲不振取足三里或三阴交。

【按语】

刺肝俞、期门能疏肝调气;泻刺太冲、阳陵泉能清肝胆火而去痛;痛点埋针能解胸胁郁结之气血;膈俞、血海、三阴交能活血行瘀;支沟能疏通三焦气机而化痰浊之阻滞,与阳陵泉相配可和解少阳,清热化湿;阴陵泉透阳陵泉能调和脾运与疏泄胆经之气;配膻中、内关能舒胸中之气郁而止痛;刺太阳、风池有清利头目止眩之功;刺尺泽、合谷,能宣肺镇咳;取丰隆能祛痰湿;刺足三里、三阴交,能旺盛脾胃气机而固本。

【注意事项】

1. 因胸肋挫伤致气血滞留引起的肋间神经痛者,新发病可按肝气郁结处理;如病属陈旧性,并伴有痰浊证者,可按痰浊阻滞论治。

2. 原发性肋间神经痛针灸多疗效较满意,若继发于其他病变引起的,在应用本法的同时,还应积极治疗原发病。

八、坐骨神经痛

坐骨神经痛是一种临床症状,表现为坐骨神经通路及其分布区内(即臀部、大腿后侧、小腿后外侧和足背部小趾侧)的疼痛。可分为原发性和继发性两类。原发性坐骨神经痛主要是坐骨神经间质炎,受寒、感染、挫伤常为诱发的因素。继发性坐骨神经痛主要是坐骨神经邻近组织病变所引起,例如腰骶椎间盘突出、腰椎肥大性病变或椎管内肿瘤压迫、骶髂关节炎、髋关节炎、臀部肌肉病变或肿块压迫等。此外,妊娠、糖尿病等也可引起坐骨神经痛的症状。

中医学称为"坐臀风"、"腿骨风"、"腰腿痛",认为病因多由寒湿邪侵袭筋络,致气血流通失调所致。

由于病邪偏盛不同,侵犯部位不一,故临床上也表现出不同症状。如疼痛沿下肢后侧放射的为病在足太阳经;沿髋关节后和下肢外侧放射的为病在足少阳经。寒邪偏盛则疼痛明显;湿邪偏盛则现酸痛。

【诊断依据】

1. 疼痛从腰部、臀部并向股后、小腿后外侧、足外侧放射。

2. 疼痛呈持续性钝痛并有发作性加剧向下窜行,发作性疼痛可为烧灼和针刺样。

3. 弯腰或活动下肢、咳嗽、排便时疼痛加重,休息可减轻。

4. 坐骨神经通路上有压痛、神经根牵拉征及神经受损体征。踝反射减低或消失,可有神经根型的感觉障碍,跗趾背屈力差等。

【治疗处方】

1. 寒邪偏盛

病多新犯,起病较急,呈阵发性疼痛,以夜间为甚,痛从腰、臀向下肢扩散,患肢伸举则现明显牵痛,咳嗽痛增剧,沿坐骨神经通路有明显压痛,患肢皮色不变,恶风寒,得热则痛减,舌质嫩,苔薄白,脉细数。

治法:温通经络,行气祛寒。用泻法,久留针,多灸。

分经取穴:足太阳型,取秩边、承扶、委中、昆仑;足少阳型,取环跳、阳陵泉、绝骨。

2. 湿邪偏盛

起病较缓,多为寒湿邪合病而湿邪偏盛者。患肢以酸痹胀痛为主,间现刺痛,痛沿坐骨神经通路放射,或局限于一段,伸展微牵痛,坐骨神经通路有轻压痛,多伴有腰肢怠倦,胸腹胀满,胃纳不振,头晕或有坠胀感,苔白腻,脉濡缓。

治法:通经活络,行气化湿。用平补平泻法,针灸并施。

分经取穴同上。

配穴:腰痛配三焦俞、肾俞或痛点;大腿牵痛刺殷门或风市;小腿痛刺承山;胸腹胀满加内关、足三里;头晕、头痛配印堂或风池;偏寒灸肝俞、膈俞、八髎、足三里;偏湿灸脾俞、肾俞、大肠俞、膀胱俞。如病由腰椎间盘突出引起,应配合按摩及牵引矫正;继发于腰椎肥大可配合挑针;属肿物压迫所致,宜考虑用外科手术治疗;妊娠所致,则不宜针刺,可采用温灸或用梅花针轻刺下肢痛区,产后痛即可消除。

【按语】

泻刺足太阳膀胱经穴秩边、承扶、委中、昆仑,加灸肝俞、膈俞、八髎,可温通经络、旺盛血行而祛寒邪;平补平泻环跳、阳陵泉、绝骨,并配灸脾俞、肾俞、大肠俞,可调和经气、健运脾肾而化湿邪。经络气血得通,病邪得祛则痛止。随症配大肠俞、肾俞或局部痛点,可疏通患部气血而除腰痛;殷门、风市、承山属循经邻近取穴,取内关、足三里,能宽中与增强脾胃气化功能而消除胸腹胀满;印堂、风池有清阳之效。其他病因所致的坐骨神经痛,则应配合相应的疗法,才能消除症状。

【注意事项】

1. 本疗法对原发性坐骨神经痛效果好;对继发性坐骨神经痛,则要结合病因治疗,才能获效。如对常见因腰椎间盘突出而继发根性坐骨神经痛,应做腰牵按摩复位,配合针灸可疏通气血,促进病情康复。如属糖尿病继发,则应同时进行病因治疗,才能奏效。

2. 在针灸同时,可辨证交替施用多种协同疗法。如梅花针循经叩刺,拔火罐,吴茱萸60g拌等量粗粒盐,炒热以布包之,温熨痛处,耳穴埋针,当归注射液穴注等。

3. 某些病情复杂,经反复针刺或气血虚损患者,为避免病侧穴位久刺致损,可选用健侧相应经穴,及调理肝肾,可提高疗效。

九、耳源性眩晕

耳源性眩晕又称为迷路积水症或梅尼埃病,临床表现为发作性眩晕、自觉四周景物或自身在旋转或摇晃,有的有短暂水平性眼球震颤,恶心呕吐、耳鸣及听力减退。本病的发生一般认为是由于自主神经功能失调引起迷路动脉痉挛,继而使内耳毛细血管渗透力增加,内淋巴产生过多或吸收障碍,导致迷路水肿及内淋巴系压力增高,从而产生内淋巴腔扩大及内耳末梢器缺氧变性等病理变化。多为单侧发病,男女发病率无明显差异,多发于青壮年,随着病情的发展,可发展为双侧。

本病属中医学"眩晕"范畴。中医学认为因肝脾血虚,致痰湿中阻,或肝肾阴虚,风阳上扰所致。中医学认为"诸风掉眩,皆属于肝"、"无痰不作眩",肝脾血虚夹痰湿中阻,可生风致眩晕;肝阳上扰或肝火过盛也可致晕。但前者属虚,后者属实。本病应与脑血管疾患、高血压及化脓性中耳炎或链霉素中毒等所致的眩晕区别,并结合病因进行治疗。

【诊断依据】

1. 发作性旋转性眩晕 2 次或 2 次以上,每次持续 20 分钟至数小时。常伴自主神经功能紊乱和平衡障碍,无意识丧失。

2. 波动性听力损失,早期多为低频听力损失,随病情进展听力损失逐渐加重。至少 1 次纯音测听为感音神经性听力损失,可出现听觉重振现象。

3. 伴有耳鸣和(或)耳胀满感。

4. 排除其他疾病引起的眩晕,如良性阵发性位置性眩晕、迷路炎、前庭神经元炎、药物中毒性眩晕、突发性耳聋、椎-基底动脉供血不足和颅内占位性病变等。

【治疗处方】

1. 虚证

症见面色淡白,眩晕心悸,神疲气短,耳鸣隐隐,恶心、呕吐、口淡,喜热饮,舌淡,脉虚数。

治法:健脾益气,养血祛风。用补法,针灸并施。

主穴:足三里、内关、百会(隔姜灸)。

2. 实证

症见面红易怒,眩晕头痛,胸闷胁痛,耳鸣声高,口干苦,喜冷饮,舌质红,脉弦数。

治法:滋肾平肝,息风定眩。用平泻法。

主穴:太冲、风池、太溪(补)。

配穴:前头眩痛加印堂;侧头痛刺太阳;耳鸣配翳风、听会、听宫;夹痰湿者取丰隆;虚证宜多灸脾俞、肝俞、膈俞;实证刺阳陵泉、肾俞、肝俞。

【按语】

补足三里,能旺盛阳明气机而益气血;灸内关能宽胸理气而和胃止呕;大炷艾隔姜灸百会 8 ~ 12 壮,有清阳醒脑之效;补太溪而泻太冲,能养肾阴,潜肝阳;刺风池能清阳,止眩晕;印堂、太阳为循经取穴;取翳风、听会、听宫,能直接调和耳之经气而去鸣音;丰隆能降浊化痰;温灸脾俞、肝俞、膈俞,能益气血补虚;泻刺阳陵泉,能平肝胆火;补肾俞,能滋肾水而制肝火。阴阳得调,气血和平,眩晕则可愈。

【注意事项】

1. 疾病发作期应卧床休息,尽量避免灯光照射及强声刺激。疾病间歇期建议加强锻炼,增强体质,注意生活调理,低盐饮食及清淡饮食,适当控制摄入水量,避免劳累及生活不规律。

2. 眩晕是多种疾病的共有症状,临证治疗时,应注意明确诊断,如为其他疾病引起眩晕者,应同时治疗原发病,眩晕发作时辨证选穴,可体针、耳针或头针结合运用。

十、周围性面瘫

周围性面神经麻痹以病侧面肌瘫痪,额纹变浅或消失,眼裂变大,眼睑闭合不全,鼻唇沟变浅,鼓腮漏气,食物滞留颊内为主要症状,是一种临床常见病、多发病。任何年龄均可发病。

周围性面神经瘫痪可分为原发性和继发性两类。原发性面神经瘫痪以周围性面神经炎(非化脓性)较为常见。本病的病因及发病机制多因病毒感染和寒冷刺激使血管发生痉挛、缺血、水肿,面神经受压而发生。急性期的病理变化主要是面神经水肿、炎细胞浸润、髓鞘脱失,严重者晚期可有轴突变性。继发性面神经瘫痪则多由邻近组织、器官的炎症、颅脑病变、肿瘤或创伤等所致。

本病属于中医学“面瘫”、“口眼㖞斜”、“吊线风”、“卒口僻”等范畴。中医学认为本病多因正气不足,血液亏虚,脉络空虚,营卫失调,腠理疏松,卫外不固,风寒或风热之邪乘虚侵袭人体,入经中络,以致面部阳明、少阳两经经脉阻滞,经筋失养,肌肉纵缓不收而发病。

【诊断依据】

1. 起病突然,春秋季节多发,常有受寒或有一侧面颊、耳内、耳后完骨处疼痛或疱疹而发病。

2. 一侧面部表情肌瘫痪、病侧额纹消失,眼裂闭合不全,鼻唇沟变浅,口角下垂,鼓腮、吹口哨时漏气,食物易滞留于病侧齿颊间,可伴病侧舌前 2/3 味觉丧失。

3. 肌电图可表现为异常。

4. 脑 CT、MRI 检查正常。

【治疗处方】

1. 风寒犯络

多由感受风寒之邪侵袭所致,常突然发病。症见患侧面肌弛缓,额纹消失,眼睑闭合不全,鼻唇沟变浅,口角下垂,歪向健侧,不能做吹哨动作,食物滞留颊内,饮水渗液,舌质多淡,苔薄白,脉浮或细数。

治法:祛风散寒,养血通络。用补法,针灸并用。

主穴:合谷、颊车、足三里、翳风、运动下区(对侧)。

针刺手法:合谷,针刺得气后,针尖向上,逆时针捻转导气,使针感向前臂方向传。颊车,患侧用补法,针尖平刺向唇,小幅度捻转导气。翳风直刺。

2. 风热滞络

多因感受风热之邪所致,多伴有体温升高。症见面部症状同风寒犯络型,舌质多红,苔薄黄,脉多浮数。

治法:祛风散热,行气血通络。用平泻法。

主穴:合谷、颊车、曲池、运动下区(对侧)。

针刺手法:曲池、合谷,针刺得气后,用泻法,逆时针捻转导气,使针感沿上臂向上传。颊车,进针得气后,向唇侧斜刺,导气。运动下区向下斜刺,多捻。

3. 热毒阻络

发病前有乳突疼痛或耳周、耳廓带状疱疹,继现同侧面瘫,局部肌强,触痛或阵痛。多伴有全身症状。面部症状较风寒犯络型明显,舌质多红,苔薄黄腻,脉多滑数。

治法:清热解毒,活血通络。用平泻法。

主穴:合谷、曲池、风池、太冲、运动下区(对侧)。

针刺手法:风池,针尖朝鼻尖方向斜刺;太冲,直刺,用泻法,以患者耐受度为宜。

4. 血瘀伤络

此型为继发性周围性面瘫,既往有外伤(如面颌外伤、面神经疾患手术等)病史可查。面部症状较风寒犯络型明显,舌质多见淡紫或瘀点,苔薄腻,脉多弦紧。

治法:活血祛瘀通络。用平补平泻法。

主穴:合谷、血海、膈俞、太冲、足三里。

配穴:按"经脉所通,主治所及"原则,局部取穴可调和患部经络气血,可将患者面部分为三个区域:颧弓以上为一个区,颧弓至上颌部为一个区,下颌部为一个区。每个区交替选取局部穴位一个,配合相关循经的远端选穴,如合谷、足三里、曲池、外关等穴。眼睑闭合不全配太阳、鱼腰、攒竹、阳白;面肌松弛配下关、颧髎、迎香;口角下垂配地仓、承浆、大迎;按病情辨证选取相关脏腑背俞穴(风门、肝俞、大椎、膈俞、脾俞等穴),针刺或温灸 15 ~ 20 分钟,或用梅花针在患侧眼、面部轻叩刺。

【按语】

补刺合谷、足三里、曲池能调和阳明经气血;刺颊车、颧髎、太阳、翳风、运动下区,能疏通面部经络气血;风池、太冲能调和肝胆气血;选取相关脏腑背俞穴,如肝俞(肝藏血,主筋)、脾俞(脾统血,主肌肉)、膈俞(血会,主血疾)、风门(疏风邪,通经络)等,可增强脏腑气血功能,促进康复。

【注意事项】

1. 针灸对不同病因引起的面神经瘫痪,其疗效差异大。总的来说,属风热或风寒邪犯络所致的面瘫,由于经络气血损伤轻,故疗效较好。属热毒或血瘀伤络所致的,由于经络气血损伤重,故疗效较差,应辨证配合其他疗法,针对原发病病因进行治疗,才能奏效。

2. 治疗时机:针刺可改善患部血循环、消除水肿、抗炎,故宜尽早施用。

3. 选穴宜精,交替使用,避免反复多次针刺同一穴位,损伤经络气血。

4. 面部应避风寒,戒食辛辣、酒类及刺激性食物,面部多做揉按,增强肌力,每日点眼药水 2~3 次,以预防感染。

十一、脑血管意外后遗症

脑血管意外后遗症是指脑血管意外经救治后遗的轻重不等的包括半身不遂、言语不利、口眼歪斜、神志障碍等症状的疾病。其病因是脑血管意外之后,脑组织缺血或受血肿压迫使脑组织功能受损。如脑出血的部位在内囊,可引起对侧松弛性偏瘫;左半球出血可伴有失语及肢体痿痹。

本病属中医"中风"范畴。中医学认为本病多因心、肝、肾三脏阴阳失调,导致气虚血瘀、风痰阻络而发病。

【诊断依据】

1. 脑血管意外病史。

2. 脑血管意外后遗神志障碍、偏瘫、语言障碍、记忆力下降、头晕头痛等症状。

【治疗处方】

1. 实证

多属肝阳亢盛。除症见肢体瘫痪外,多伴有面红目赤,头眩痛,神烦胸闷,口苦,小便黄,大便结,舌质红,苔黄,脉弦。

治法:养阴平肝,通络活血。用平补平泻法。

主穴:太溪、太冲、肝俞、曲池。

2. 虚证

多为气虚血瘀。除症见肢体瘫痪外,常伴有面色黯淡,神疲气短,头晕,口淡不渴,小便清,舌质淡紫或有瘀斑,舌边有齿痕,苔薄白腻,脉细。

治法:行气活血,养阴通络。用平补法,针灸并施。

主穴:三阴交、足三里、肾俞、关元。

配穴:痰浊配丰隆、脾俞;气滞刺膻中、内关;血瘀取膈俞;头眩晕刺风池、百会;上肢瘫刺大杼、肩髃、合谷、外关;下肢瘫取环跳、阳陵泉、足三里、委中、解溪;语言不利配廉泉、天突;面瘫参考面神经麻痹取穴法。

【按语】

平补太溪,泻太冲、肝俞可养肾阴,平肝阳;取曲池、合谷,能疏通阳明之气血;刺三阴交、足三里,能补益三阴和旺盛阳明经气血;肾俞、关元有固肾扶正之功效;配脾俞、丰隆能健脾运,化痰浊;内关能宽中行气,膻中为气之会穴,两穴配合有宽胸散郁之功;膈俞为血会,刺之能旺血行而祛瘀;刺风池、百会,能清风阳、醒脑;刺廉泉、天突,能调和咽喉气机而恢复言语。

【注意事项】

1. 针灸对中风后遗症的疗效与其病因、发病时的病情轻重与年龄、体质有密切关系。如突然昏仆、长久不醒、脑溢血或反复出血,血压仍高或不稳定,疗效就较差;如发病时神志清醒(或轻度短暂意识模糊),病为脑梗死,发病后血压接近正常且较稳定,一般疗效较好。

2. 在选穴上着重辨证施治,头部以督脉穴及头皮针穴为主,旨在通脑络;肢体部位穴位重在疏通经络。针刺时要注意运针导气。

3. 患者宜注意合理的生活作息,适当参加户外体育活动及瘫痪肢体功能锻炼(如语言不利应同时作发音锻炼),不宜饮酒、暴食及过劳,保持乐观情绪,以加速机体的功能恢复。

十二、高血压

高血压是以体循环动脉压增高为主要表现的临床综合征。可分为原发性及继发性两大类。无特异病因的高血压称为原发性高血压。有明确而独立的病因,称为继发性高血压。高血压常引起心、脑、肾等器官的病变。患者可有头晕、头痛、眼花、耳鸣等不适。本病多有高血压病家族史,及多发于肥胖、过度摄取盐分、过度饮酒等人群。

本病属中医学"眩晕"、"头痛"范畴,多由七情过度,或过量饮酒与过食肥腻辛辣之物,使肝肾阴阳失调所致。亦可因患者的体质和其他因素致偏阴虚或偏阳亢,或兼夹痰湿等而诱发。

【诊断依据】

1. 一天 3 次不同时间段的测量,收缩压达到或超过 18.7kPa(140mmHg)和舒张压达到或超过 12.0kPa(90mmHg),可确诊高血压。

2. 早期可无症状,或有头痛、头晕、头胀、耳鸣、心悸等;也可伴随失眠、健忘、易疲劳、腰膝酸软等症状。

【治疗处方】

1. 肝阳亢盛

属实证。症见神烦易怒,面红目赤,头痛微晕,口干苦,心悸,胸胁痛,失眠多梦,小便黄,大便结,舌尖红,苔黄,脉弦。

治法:平肝潜阳。

主穴:太冲、风池、肝俞(泻)、太溪(平补)。

2. 肝肾阴虚

属虚证。症见神疲气短,面色黯淡,眩晕心悸,口淡,腰膝足痹,睡眠不宁,小便清或淡黄,舌质红,苔薄,脉弦细。

治法:滋肾潜阳。

主穴:太溪(平补)、肾俞(平补)、百会、太冲(平泻)。

配穴:兼痰湿配内关、丰隆;心悸、失眠刺心俞、神门;腰酸足麻取命门、三阴交;血压高刺曲池、足三里;耳鸣刺听会、翳风。

【按语】

泻太冲、肝俞、风池,能平肝清上扰之风阳;补太溪、肾俞,能滋肾阴而潜肝阳;泻刺百会可清阳而止晕;刺内关、丰隆,有行气化痰之功;刺心俞、神门,可宁心安神;取命门、三阴交,能滋肾健脾而消除腰足酸痛。

【注意事项】

1. 高血压需鉴别原发性和继发性,必须辨明病因施治。

2. 针刺治疗原发性高血压效果较好,尤其对早期高血压降压作用较快,并能明显改善高血压患者的头痛、头胀、目眩、心悸、失眠等伴随症状。

十三、糖尿病

糖尿病是一种常见的内分泌代谢性疾病。典型症状为"三多一少",即多饮、多食、多尿、体重下降;伴随症状有全身瘙痒、四肢酸麻、腰背痛、性功能减退等。本病目前发病患者群分布较广,在儿童、青少年和成人都有可能发生。

糖尿病的分型及相应发病机制为 B 细胞显著减少或消失导致胰岛素显著下降或绝对缺乏引起的 1 型糖尿病;胰岛素抵抗背景下的胰岛素分泌缺陷引起的 2 型糖尿病;以及 B 细胞功能遗传缺陷,胰岛素作用遗传缺陷,胰腺外分泌疾病(如囊性纤维化),药物或化学物质诱发所致的糖尿病(如艾滋病治疗或器官移植后),妊娠糖尿病等其他特殊类型。

本病属中医学"消渴"范畴。中医学认为其多由饮食不节、过食肥腻辛燥,致内热蕴积,日久伤阴,阴不敛阳所致。其发病多缓慢,小儿发病多较急重。其病机为:燥阳上灼肺阴则烦渴引饮(上消);烁灼胃阴则消谷善饥(中消),肾阴亏损,固摄无权则多尿(下消)。病虽与肺、胃、肾有关,但根源在肾,故治以滋肾阴为主。临床上可因病情深浅和体质不同而表现出不同的症状,病可出现于上消或下消,也可三消(上消、中消、下消)皆现。

【诊断依据】

具备以下四条诊断标准之一便可诊断为糖尿病:

1. 糖化血红蛋白 $A_1C \geqslant 6.5\%$。

2. $FPG \geqslant 7.0mmol/L$。空腹指禁食至少 8 小时。

3. $OGTT\ 2h\ PG \geqslant 11.1mmol/L$。

4. 患者有高血糖症状或高血糖危象,随机血糖 $\geqslant 11.1mmol/L$。

注:如果没有明确的高血糖,标准 1~3 应通过重复检测来确定诊断。

【治疗处方】

1. 上消

症见神疲胸闷,口干舌燥,烦渴引饮,食量稍增,小便较多,苔黄而干,脉数。

治法:滋肾阴,清肺燥。针用平补(肾经)、平泻(肺经)。

主穴:太溪、鱼际、肺俞。

2. 中消

症见神疲消瘦,多食易饥,口渴多饮,小便频数,腹微胀满,大便结,舌尖红,苔黄,脉滑数。

治法:滋肾阴,清胃燥。针用平补(肾经)、平泻(胃、脾经)。

主穴:三阴交、胃俞、肾俞。

3. 下消

症见神疲气短,腰酸困倦,头晕耳鸣,口渴喜热饮,小便频数,夜尿多。如手足心烘热,舌绛无苔,脉细数则为肾阴虚。如四肢不温,舌质淡,无苔,脉沉细则为阴阳两虚。

治法:滋补肾阴,壮肾阳。用补法,针灸并施。

主穴:太溪、肾俞、命门(灸)。

配穴:"三消"皆可配胰点(此点多出现于第 6~8 胸椎棘突下旁开 1 寸处,压痛较敏感处是穴);口渴甚刺合谷、三焦俞;易饥配足三里、脾俞;尿频加灸关元、中极;耳鸣刺听会、听宫。

【按语】

平补太溪、肾俞、命门,灸关元、中极,能滋肾阴、振奋肾阳而固本;平泻鱼际、肺俞,能养肺阴、清肺燥而解渴;平泻三阴交、胃俞,能调理脾胃气机而清胃火;胰点为临床经验穴;灸合谷、三焦俞,能调和气机而清肺燥;刺足三里、脾俞,能调和脾胃阴阳而清燥。

针灸治疗 2 型糖尿病疗效较好,1 型糖尿病可改善症状。

【注意事项】

1. 针刺治疗糖尿病,操作前,针刺部必须经严密的消毒以防感染。同时,艾灸宜选悬灸法,以防灼伤皮肤,引起感染,如患者在接受针灸前已服降糖药或注射胰岛素,针灸时仍应按原量,待病情改善后,则可逐渐减量以至停用药物。

2. 为系统观察病情,可在针灸前检测空腹和餐后 2 小时血糖、尿糖、尿酮。病情较轻者,可每周检尿糖 1 次,每 3～4 周检查血糖 1 次。重症患者应按照病情需要及时检查。

3. 在治疗期间,应控制进食米、面量(在一般情况下,每天饭量 3～4 两),可多进食黄豆、蔬菜、鸡蛋和瘦肉类补充营养,戒食糖、酒和其他辛辣刺激食物。每天坚持适量的户外体育运动,注意合理的生活作息,这对增强体质、促进康复很有帮助。

十四、肥胖症

肥胖症是体内脂肪过度积聚的现象,其形成与饮食过量、内分泌失调、遗传、高胰岛素血症等多种因素密切相关。

临床上肥胖症可分为单纯性和继发性两类。

单纯性:又可分为体质性和过食性两类。前者自幼即较肥胖,且有肥胖的家族史;而后者多有嗜食肥腻、甜品史。单纯性肥胖症形体虽胖,但无明显神经、内分泌功能障碍症状,苔多薄腻,脉濡滑。

继发性:诱发的原因较复杂,可因间脑、垂体、皮质醇分泌过多等继发,故每伴有相应的神经、内分泌功能失调的症状。如因长期服用蛋白合成剂、激素类药物,也可致肥,但停用后则可渐减退。肥胖症易诱发动脉硬化、高血压、糖尿病、痛风、胆石症、阳痿或月经不调等病症。

本病在中医学中早有描述,中医认为本病多由先天禀赋不足、饮食不节、七情失调、脏腑功能失调等多种因素引起。

《素问·示从容论》指出肥胖病的病机为:"肝虚、肾虚、脾虚,皆令人体重烦冤。"本病病位主要在脾和肌肉,病变可波及心、肝、脾、肺、肾诸脏,但多以脾肾虚弱为本,水湿痰瘀为标,胃热气滞贯穿其间,三焦气化失常随行,虚实、寒热、阴阳兼杂,从而形成恶性循环,痰湿内停日久,阻滞气血运行,可致气滞或血瘀。而气滞、痰湿、瘀血日久,常可化热,而成郁热、痰热、湿热、瘀热。痰瘀内蕴,心脉痹阻,气机不畅可出现胸痹;痰湿脂浊停于膈,影响于肺,故见活动时呼吸困难;痹阻脑络可见中风诸证。既病之后,多表现为痰瘀相夹的证候;肥胖病变日久,常变生他病,常易合并消渴、眩晕、胸痹、中风、胆胀、痹证、女性月经不调、不孕等疾病。

【诊断依据】

1. 以世界卫生组织(WHO)推荐的体重指数(BMI),即体重(kg)/身高^2(m^2)作为标准体重的指标:①BMI < 18.5 为低体重;②介于 18.5 ~ 24.9 为正常;③25 ~ 29.9 为超重;④30 ~ 34.9 为 Ⅰ 度肥胖,⑤35.0 ~ 39.9 为 Ⅱ 度肥胖,⑥≥40.0 定为Ⅲ度肥胖。

2. WHO 内脏脂肪型沉积的诊断标准,即腰围:男性 94cm 以上,女性 80cm 以上即可诊断为腹型肥胖;亚太地区标准:男性腰围≥90cm,女性腰围≥80cm 就是腹型肥胖,虽男性腰围≤90cm,女性腰围≤80cm,但男性腰围/臀围比(W/H)≥1.0,女性(W/H)≥0.9,并经腹部 CT 检测内脏脂肪面积在 100cm^2 时以上者就可诊断为内脏脂肪型沉积。

【治疗处方】

治法:单纯性肥胖症以调和脾胃气机为主,针用平补平泻法;继发性肥胖症在调和脾胃气机同时,还应根据不同的病机辨证论治。

主穴:曲池、足三里、三阴交。

针刺手法:足三里、三阴交进针得气后针尖斜向上逆向捻针,使针感沿腿部向上传。曲池平补平泻。

配穴:神疲心悸配内关;腹胀取下脘、胃俞;多汗刺合谷、复溜;头痛刺风池或太阳;肝阳上亢泻太冲、补太溪;阳痿或月经不调针灸命门、关元、肾俞;痰湿重加刺丰隆。

【按语】

针灸曲池、足三里、三阴交,能调和脾胃气机而去痰湿;刺内关可宁心益神;胃俞、中脘属胃经俞募穴,刺之能健运脾胃而去腹胀;刺合谷、复溜,能调和大肠和肾经经气而止汗;刺风池、太阳,能清上扰之风邪而去头痛;泻太冲、补太溪,能平肝滋肾;刺命门、关元、肾俞,能调和肾气。

【注意事项】

1. 对于肥胖,根据病因要分内源性和外源性两个方面。外源性肥胖是多饮多食而致,这类患者通过针灸配合节食效果很好。内源性肥胖则是多由内分泌失调而致,必须同时结合诱发的病因,辨证论治。

2. 针灸除可减少肥胖症引起的疲乏、出汗和常见的各种神经官能症、并发症外,还可通过调和脾胃气机而直接减肥。

3. 在针刺同时,应配合其他辅助治疗,主要是控制饮食与坚持体育锻炼,宜低盐,减少蛋白、脂肪、糖类的饮食,多食蔬菜。体育锻炼必须按循序渐进的原则,坚持锻炼。运动量和方式可按照不同体质、年龄而灵活掌握。

十五、感冒

感冒包括普通感冒和流行性感冒。普通感冒也可称急性上呼吸道感染,是最常见的呼吸系统疾病之一,通常由病毒引起,包括鼻病毒、冠状病毒及一些腺病毒等;流行性感冒是由流行性感冒病毒引起的急性呼吸道传染病。

中医学早在宋代就有"感冒"的病名出现,中医学认为体质虚、卫阳不固,感受风邪或非时之气侵袭,则可致病,主要症状是恶寒、发热、头痛、咳嗽、喷嚏、流涕、四肢酸痛等。

【诊断依据】

1. 普通感冒诊断依据:

(1)症状表现有发热、咳嗽、鼻塞、流鼻涕、打喷嚏、流眼泪、咽痛和乏力等。

(2)病原学检查方面,普通感冒的流感病原学检测阴性,或可找到相应的感染病原证据。

2. 流行性感冒诊断依据:

具备下述临床症状之一及病原学检测结果阳性则可确诊:

①发热伴咳嗽或咽痛等急性呼吸道症状。

②发热伴原有慢性肺部疾病急性加重。

③婴幼儿和儿童发热,未伴其他症状和体征。

④老年人(年龄≥65 岁)新发生呼吸道症状,或出现原有呼吸道症状加重,伴或未伴发热。

⑤重病患者出现发热或低体温。

【治疗处方】

1. 风寒型

患者多体弱。症见寒多热少,头晕痛,无汗或少汗,肢体酸痛,鼻流清涕,咽痒而咳,痰黏白而稀,舌苔薄白,脉浮细数。

治法:疏风散寒。多灸少针,用平补平泻手法。

主穴:大椎、合谷。

针刺手法:合谷,针刺得气后,用平补平泻手法,逆时针捻转导气,使针感沿上臂向上传;大椎,进针得气后,针尖向上斜刺,逆捻导气,使针感沿头项部向上传。

2. 风热型

患者体质较壮实或有郁热。症见发热,汗出,微恶风寒,头痛,鼻塞,咽痛,咳嗽吐黄黏痰,舌苔薄黄,脉多浮数。

治法:疏风解热。宜针不灸,用泻法。

主穴:大椎、合谷。

针刺手法:合谷,针刺得气后,用泻法,逆时针捻转导气,使针感沿上臂向上传;大椎,进针得气后,针尖向上斜刺,逆捻导气,使针感沿头项部向上传。

配穴:发热配曲池;头痛加刺太阳或风池;鼻塞加迎香;咳嗽配孔最或天

突;咽痛刺少商出血;食欲不振配足三里;肢体酸痛用梅花针叩打项、背、腰夹脊。

【按语】

大椎是手足三阳经之会穴,刺之可疏泄阳邪;合谷、曲池为手阳明经穴,与肺经相表里,刺之有解表、发汗、退热、宣通肺气、止咳的作用;泻刺太阳、风池能清阳止痛;刺迎香能通窍;刺孔最、天突能清肺止咳;少商刺出血能泻肺火而利咽;刺足三里能健脾胃而增进食欲;梅花针叩刺夹脊,能疏解经络表邪而去肢体酸痛。

【注意事项】

对出现高热不退、咳嗽加剧、咳吐血痰等症时,应辨证配合其他疗法施治。

十六、支气管哮喘

支气管哮喘是变应原或其他因素引起的支气管高反应性下出现的广泛而可逆的气道狭窄性疾病。哮喘发病主要机制有:①遗传因素:哮喘是一种有着家族聚集倾向的多基因遗传疾病;②神经调节机制:气道自主神经功能紊乱导致气道高反应性是形成哮喘的病理生理基础;③免疫机制:细胞因子在哮喘炎症发生发展过程中,炎性细胞和炎症介质——嗜酸性粒细胞、嗜碱性粒细胞、肥大细胞、活化的血小板、中性粒细胞等均参与了气道炎症的形成。

本病属中医学"哮证"、"喘证"的范畴。中医认为本病与肺、脾、肾经气失调有关,肺虚则气失宣降,脾虚则健运失调而聚液成痰,肾虚则不能纳气。肺、脾、肾三脏素虚,影响津液的正常输布,痰饮内伏,感受风寒、风热,吸入花粉、烟尘等,肺气失宣,津液凝聚,阻塞气道,而成本病。也可因过食咸味、肥腻,或进食鱼虾,致脾失健运,聚湿生痰,内伏于肺,壅遏气道,发为本病。

本病总属邪实正虚之证。发时以邪实为主,未发时以正虚为主,正如朱丹溪云:"未发以扶正气为主,既发以攻邪气为急"。根据其脏腑阴阳虚实的不同,辨证选取不同腧穴,临床上可根据其症状将哮喘病分为虚、实两类。

【诊断依据】

1. 典型的患者仅根据其反复发作喘息的病史并排除其他疾患即可诊断,对于发作不典型的患者要详细询问有无发作性的喘息,有无反复的咳嗽。

2. 体格检查出现以呼气性为主的哮鸣音。

3. 肺功能和气道反应性的测定是诊断哮喘常用的生理学诊断方法。

4. 实验室检查:常规化验检查中,血嗜酸性粒细胞的相对数和绝对数目增加。

【治疗处方】

1. 实证

病多新犯,起病急骤。症见呼气性呼吸困难,喘息气粗,胸脘胀闷,喘甚则张口抬肩,唇面微发紫,吐黏白黄痰,口渴欲饮,舌苔薄黄腻,脉浮数。

治法:宣肺平喘,清热化痰。用泻法。

主穴:合谷、天突、肺俞、丰隆。

2. 虚证

多因反复发作,正气亏损所致。发作时患者神情困倦,面色黯淡,喘鸣声低,喘息时轻时重,痰黏白而稀,手足不温,口淡不欲饮,舌淡苔薄,脉沉细。

治法:调肺气,补脾肾。用平补平泻法,针灸并施。

主穴:肺俞、太溪、孔最、脾俞、肾俞。

配穴:胸脘胀闷加膻中、内关;发热加曲池、大椎;食欲不振配足三里;气短,灸关元、气海。

【按语】

实证:针刺合谷能解表宣肺;针刺天突能降逆化痰;肺俞为肺脏之背俞穴,泻之能宣通肺气而平喘;针刺丰隆能化痰。

虚证:灸肺俞、脾俞、肾俞,能调补肺、脾、肾气;刺太溪能固肾纳气;取孔最可理肺通络;膻中为"气之会穴",加刺内关可收理气宽中之效;喘并有发热,取曲池、大椎,能祛风邪而宣阳解表;刺足三里能健脾胃,增强食欲;取关元、气海能调和气机。虚证哮喘,常灸之可增强体质,促进身体康复。

【注意事项】

1. 急性发作期以止喘为主;缓解期着重扶正。

2. 哮喘发作持续 24 小时以上,或经治疗 12 小时以上仍未能控制者,易导致严重缺氧、酸碱平衡破坏及电解质紊乱,出现呼吸、循环衰竭,宜采取综合措施治疗。

3. 缓解期可配合三伏天、三九天灸疗法,具有较好的防治作用。

4. 患者应积极锻炼,增强体质。积极预防过敏原,避免接触花粉、烟尘等致敏物质,饮食宜清淡。

十七、胃、十二指肠溃疡

胃和十二指肠溃疡主要是指胃和十二指肠黏膜的局限性组织缺损、炎症与坏死性病变。病理机制是黏膜被胃酸、胃蛋白酶自身消化所致,故统称为消化性溃疡。多因长期食欲缺乏、精神过度紧张,自主神经功能紊乱而使胃壁细胞运动、分泌、营养改变发生溃疡。近年发现其发病与幽门螺杆菌(Hp)感染、非甾体类抗炎药(NSAIDs)药物关系密切,故对 Hp 阳性者又称 Hp 相关性溃疡,对服用 NSAIDs 者又称 NSAIDs 相关性溃疡。其临床表现有周期性上腹部疼痛、反酸、嗳气等。

本病属中医学的"胃脘痛"、"嘈杂"、"吞酸"等范畴。中医学认为发病多因饮食不节,损伤脾胃,或忧思过度,致肝郁不达、肝气犯胃所致。

【诊断依据】

1. 有慢性、周期性反复发作的病程,节律性上腹痛伴反酸。

2. 伴有上消化道出血、穿孔史或现症者。

3. X 线钡餐检查病变处可见龛影;纤维胃镜可发现消化性溃疡病灶。

4. 快速尿素酶实验或 ^{13}C、^{14}C-UBT 查 Hp 可呈阳性。

5. 十二指肠溃疡胃酸浓度及胃液量显著增加。

6. 溃疡活动期,粪便潜血试验可呈阳性。

【治疗处方】

1. 脾胃虚寒

症见胃脘胀满,隐隐作痛或间现阵痛,痛时喜按,遇寒痛甚,得热则缓,喜热饮,食欲减退,多食则腹胀。常伴有头晕肢倦,神疲少气等。舌质淡,苔薄白腻,脉细。

治法:补脾胃,温中散寒。用平补平泻法,针灸并施。

主穴:足三里、三阴交、脾俞、胃俞。

2. 肝胃气郁

症见胃脘疼痛较剧,痛连胁肋,腹痛拒按,喜凉恶热。常伴有神烦焦躁,头痛,嗳气,反酸,大便结,舌质红,苔薄黄,脉弦。如病甚形成血瘀,可见大便色黑(潜出血)或呕吐瘀血。

治法:疏肝、调胃、和中。发作时用泻法;缓解期用平补平泻。

主穴:太冲、梁丘、内关、肝俞。

配穴:脾虚腹胀加灸中脘、气海;胁痛刺阳陵泉;血瘀不化配膈俞。

【按语】

针灸足三里、三阴交,能调和脾胃气机;取太冲、阳陵泉,能疏肝胆气郁;梁丘为胃经郄穴,能治胃急痛;刺内关、中脘,有调气和中之效;温灸气海能补益元气;随症配伍相应背俞穴,有直接调整相应内脏功能的作用。

【注意事项】

1. 本疗法治疗胃、十二指肠溃疡有一定的疗效,但治疗、康复疗程一般较长,需坚持治疗。

2. 本病后期,如溃疡出血严重,有穿孔倾向时,宜针对病情,采用中西医结合方法进行治疗。

3. 注意规律饮食及作息,戒辛辣刺激性食物,平素作适量户外运动,增强体质。

十八、胃下垂

胃下垂是指站立时胃的下缘达盆腔,胃小弯角切迹低于髂嵴连线的病症。多发生在瘦长体形、久病体弱、长期卧床少动者,常伴有其他脏器下垂。凡能造成膈肌下降的因素如膈肌活动力降低,腹腔压力降低,腹肌收缩力减弱,与胃连接的韧带过于松弛等均可导致胃下垂。症见胃脘部胀痛、下坠、畏寒、食后加重,平卧则减,并嗳气或恶心,肢怠乏力,食欲不振,大便秘结或腹泻等症状。

本病属于中医学的"痞满"、"腹中痛"、"腹痛"等病证范畴。中医学认为本病多因素体阳气不足,或恣食生冷,或病后失于调养,损伤脾胃,脾失健运,胃失和降,故见脘腹胀痛、畏寒喜暖,恶心呕吐,食欲不振,肢怠神疲等脾胃阳虚之症。脉多沉细,舌淡苔白。

【诊断依据】

1. 不同程度的上腹部饱胀感,食后尤甚,嗳气,厌食,便秘,腹痛,腹胀可于餐后、站立过久和劳累后加重,平卧时减轻。

2. 站立时触及较明显的腹主动脉搏动;振水声;以双手托扶下腹部,往上则上腹坠胀减轻;或可触及下垂的肝、脾、肾等脏器。

3. X线钡餐造影检查可见胃小弯角切迹、胃幽门管低于髂嵴连线水平;胃呈长钩形或无张力型,上窄下宽,胃体与胃窦靠近,胃角变锐,胃的位置及张力均低。

【治疗处方】

治法:温补脾胃。针用补法,宜针灸并施。

主穴:腹哀、中脘、足三里、百会(悬灸)。

配穴:脾俞、胃俞、章门、三阴交、下脘、内关、胃区(头皮穴)。

针刺手法:用1~1.5寸毫针刺腹哀,向胃部平刺,得气后用捻转导气针法,如患者觉气至胃脘部并有收缩感则效佳;中脘向上斜刺进针,得气后逆向捻针导气,使针感向胃扩散;足三里进针得气后针尖斜向上逆向捻针,使针感沿腿部向上传。

【按语】

腹哀为足太阴与阴维脉交会穴,针刺可直接调和脾胃气机;脾俞、章门、胃俞、中脘为脾胃经俞募穴,配伍足三里、三阴交、胃区可调和脏腑气机;温灸百会,可提升阳气;内关可宣通三焦气机而治腹胀呕吐。上穴交替选用,每次4~5穴。15次为一个疗程。

【注意事项】

1. 本疗法治疗胃下垂有一定的疗效。严重胃下垂患者,体质较弱,腹壁松弛,胃壁力差,疗程较长,必须坚持治疗,同时配合其他疗法综合治疗。

2. 治疗期间应嘱咐患者坚持适当户外体育活动以增强体质,自行用手向上揉按腹部,注意合理生活作息,适当增加营养,戒食辛辣肥腻之品,饭后宜平卧片刻。

十九、呃逆

呃逆是指不自主的膈肌痉挛,引起呼吸肌收缩,在收缩终末时,声带突然关闭而发出急而短促的声音。多因膈神经受刺激、腹部受凉或进食过急所引起,称作原发性呃逆;或继发于消化系统疾病或手术后,称作继发性呃逆。发作轻者数分钟至数小时可自行缓解;重者可迁延数日或数月不愈,每因连续呃逆,致咽食困难。若因其他疾病引起的顽固性膈肌痉挛所致呃逆,多提示预后不良。

此病中医称为"呃逆",认为本病多因气机升降失常,胃气上逆所致。

体质虚弱,过食生冷或寒凉药物,寒气蕴蓄于胃,致胃气失和,气逆而上;或过食辛热、温补之品,燥热内盛于阳明,上逆动膈;或恼怒抑郁,气机不利,胃气夹痰上逆,引动膈肌;重病久病或滥用吐下,耗伤中气,损及胃阴,胃失和降;或病深及肾,肾失摄纳,引动冲气上乘,夹胃气动膈,而成呃逆。

【诊断依据】

1. 起病多突然,呃声连连,声音急而短促,反复发作,可持续数分钟乃至数小时或数天。

2. 原发性呃逆常见于吸入寒气或食入冷食,或精神情绪波动引起;继发性呃逆则有原发性疾病发现。

3. 发作中胸部透视可判断膈肌痉挛为一侧性或两侧性。

【治疗处方】

1. 虚证

症见呃逆间歇,声低气短,胸脘胀闷,神疲眩晕,口不渴,喜热饮,舌质淡,苔薄白,脉细弱。

治法:调胃和中,益气。用平补法,针灸并施。

主穴:内关、足三里、中脘、膻中。

2. 实证

症见呃逆频作,声高气粗,胸胁胀痛,神烦头痛,口干渴,舌质红,苔薄黄,脉弦。

治法:疏肝和胃,降气。用泻法。

主穴:内关、膈俞、太冲。

配穴:体弱温灸脾俞、气海;胁痛泻刺期门、阳陵泉;睡眠不宁配神门、太溪。

【按语】

刺内关能温中调气;取足三里能疏通阳明气机;中脘能和胃清降;膻中为调气之要穴;取膈俞能利膈而止呃逆;温灸脾俞、气海,能补脾阳而和中气;泻太冲、阳陵泉,能泻肝胆火;配神门、太溪能交通心肾而宁神;泻刺期门能解肝郁而去痛。

【注意事项】

1. 本疗法治疗原发性呃逆有较好疗效。对因继发于中枢神经病变、肿瘤及肝肾疾病晚期出现的呃逆,可改善症状,提高患者生存质量。

2. 对于一些器质性病变引起者,还须针对原发病进行治疗。

3. 治疗期间,须对患者进行健康指导,减轻其思想压力,使其保持稳定、乐观的情绪,才能使脾胃升降功能正常。

二十、甲状腺功能亢进

甲状腺功能亢进简称"甲亢",是由甲状腺激素(TH)分泌过多引起的一种疾病,任何年龄均可发病,女性多见。甲亢是以血中甲状腺激素水平定义的,血中 TH 水平增高、高代谢综合征、甲状腺肿大、突眼、胫前黏液水肿、甲状腺病肢端征、高甲状腺自身抗体等是甲亢的典型表现,但它们可以单独出现或相继出现。西医学认为其发病机制和促甲状腺素受体自身抗体有关。

本病属中医学"瘿气"范畴。中医认为本病发病多因七情过极,致气结不化,或痰瘀郁结,经络阻滞,聚积于颈部所致。其病机以肝郁为中心,与五脏失调有关。若长期情志不畅,则肝气郁结,肝郁则气滞,气滞则津液不运,凝聚成痰,痰气交阻,结于颈前,渐成瘿肿。痰气郁结日久,气血运行受阻,终致气滞血瘀。痰瘀互结,则瘿肿且硬。或因素体阴虚,或因妇女经、孕、产、乳等生理变化过程中,遇有气郁,郁而化火,火盛灼津为痰,痰阻经脉,致气血痰湿凝结于颈前而为瘿。

【诊断依据】

1. 症状表现:颈部结节粗大,皮宽而不紧,皮色不变,且不溃破。初起时一般全身症状不明显。其后可出现怕热多汗、烦躁心悸、多食便溏、手抖消瘦、易疲倦、月经紊乱、眼突等症状。

2. 实验室检查:TH 检测指标的异常:TH 检测包括 TT_4、TT_3、rT_3、FT_4、FT_3 检测。根据血 TH 水平,除可鉴别正常、甲亢、甲减外,结合临床尚可区分甲状腺功能正常性甲亢、T_4 甲亢、T_3 甲亢,以及甲状腺病态综合征与 FT_4 或 FT_3 综合征。

3. 其他检查,如影像学及穿刺活检可进一步确诊。

【治疗处方】

1. 肝气郁结

症见神情烦躁,胸胁胀痛,善太息,心悸,多汗,手颤,善饥,消瘦,突眼,口干苦,大便结,小便黄,舌苔薄黄,脉弦细。

治法:疏肝气,化郁结。用泻法。

主穴:太冲、内关、阿是穴、太溪(补)。

2. 痰瘀郁结

症见神疲少气,胸闷不舒,腰肢困倦,稍动则心悸、汗出、手颤,多食腹胀,消瘦明显,口微干,舌苔薄腻,脉滑数。

治法:化痰,祛瘀,散结。用平泻法。

主穴:外关透内关、丰隆、阿是穴。

配穴:多食消瘦刺足三里、三阴交;手颤、多汗刺合谷、复溜、脾俞;胁痛配肝俞、期门;胸闷刺膻中;声嘶配天突;心悸神烦刺神门、心俞。

针刺手法:本病阿是穴是甲状腺肿两侧基底部的点。治疗时患者取仰卧体位,针从肿块两侧基底部斜向腺体中心刺入。进针时应避开颈动脉,缓慢捻进,禁提插,待局部有较明显酸胀感,则可留针20分钟,留针期间可间歇捻针1~2次,行平泻法。太冲、内关进针得气后,可小幅度逆捻针柄,行泻法,使针感沿经上传;太溪得气后,缓慢捻转,行补法,禁大幅度提插;外关直刺,得气后可行提插捻转,使针感向内关传导为宜;丰隆进针后,针尖向上斜刺,逆捻导气,用平泻法。

【按语】

阿是穴,能直接调和患部经络气血而散郁结;泻太冲能平肝解郁;内关能宽胸理气;平补肾经原穴太溪,能滋肾平肝;取外关透内关,能调和三焦气机与清心;平泻丰隆有清阳明之燥和祛痰的作用;足三里、三阴交合用,可调和脾胃阴阳;取合谷、复溜、脾俞,能宣通经络气血,健脾运而除手颤和止汗;肝俞、期门为肝经俞、募穴,刺之可疏肝郁而祛胁痛;取膻中能理气而祛胸闷;天突能利咽喉;取神门、心俞,可宁心安神。

【注意事项】

1. 心理因素对本病发生与发展影响很大,患者应保持情绪乐观,避免不良精神刺激,减轻精神紧张,慎防七情内伤,注意劳逸结合。

2. 患者如出现高热,恶心呕吐,黄疸,极度烦躁不安,谵妄,甚至昏迷,心动过速,心律失常等症状时,应考虑甲亢危象之可能,必须及时采取中西医结合方法抢救。

3. 甲状腺肿大明显出现压迫症状者,如见胸闷气急、呼吸困难,可考虑手术治疗。

第二节　骨伤科常见病症

一、颈椎病

颈椎病又称颈椎综合征,是中老年人的常见病和多发病,系由颈椎或椎间盘退变而继发的一系列病理改变引起的症状和体征。临床常见症状如颈肩疼痛、头痛、头晕、颈部板硬、上肢麻木;脊髓受压时可出现下肢麻木失灵;椎动脉受压时可出现头晕、恶心、呕吐;交感神经受影响时可出现头痛、视物模糊、耳鸣、手麻、心前区不适、心律失常等。根据受累组织结构的不同而出现的不同临床表现,通常分为颈型、神经根型、脊髓型、交感型、椎动脉型、混合型。

中医学认为,颈椎病属于中医的"痹证"、"颈强"、"眩晕"等范畴,为本虚标实之证。本病多以肝肾不足,肾精及气血亏虚,骨体失养为本;以风寒湿邪侵袭,痹阻经络,气血瘀滞为标。"风者,百病之始也"(《素问·骨空论》),风为阳邪,易袭阳位,常兼夹寒邪侵袭虚人之体,留阻于颈项经络,颈项气血瘀滞,筋骨失养而致诸症发作。或由长期睡眠时颈部位置不当,长期劳损,或久病体虚,肝肾不足,颈部筋骨失养,从而造成本病。

【诊断依据】

1. 起病缓慢,年龄多在 40 岁以上,长期低头伏案工作者往往呈慢性发病。多有慢性劳损、扭伤或感受风寒史;或有颈椎畸形、颈椎退行性病变。

2. 颈椎病的一些临床表现如:

(1)颈型:颈、肩、臂痛及肩部酸沉胀痛,颈项部僵硬,活动受限,局部可触及条索状物或钝厚感,压痛;

(2)神经根型:颈肩痛伴手指麻木,并有明显的放射性疼痛和窜麻感,患椎棘突旁压痛,患侧上肢皮肤感觉减退,肌力减弱,椎间孔挤压或臂丛神经牵拉试验阳性;

(3)椎动脉型:颈肩痛伴眩晕、恶心、呕吐等,这些症状常与颈部活动姿势有关,可发生猝倒,颈椎后伸、侧屈到一定程度时眩晕加重,转头或压顶试验阳性;

(4)交感型:颈肩痛伴头昏、眼花、视物不清、失眠耳鸣、心慌胸闷、四肢发凉、出冷汗、心前区不适等;

(5)脊髓型:缓慢进行性颈肩背痛、四肢无力、持物坠落、行走不稳、步态笨拙,似有踩棉感、束带感,性功能障碍、大小便控制能力减退等;

(6)混合型:具有两组以上症状及体征者。

3. 影像学显示颈椎间盘或椎间关节有退行性改变;侧位有颈椎曲度变

化、椎间盘脱出、椎体前后缘骨质增生、项韧带钙化等;斜位可见钩椎关节增生、椎间孔变小等。

【治疗处方】

1. 寒湿型

多见于初发病、病情较轻患者。每因劳倦或扭挫后调护不慎,为寒湿邪侵袭而触发。症见神疲肢怠,面色无华,时感头项重坠而胀痛,肩及上肢、指痹,提举不利,畏风寒,食欲不振,脘腹胀满,舌质淡胖,苔薄白腻,脉滑或细数。

治法:温经行气通络。用平补平泻法,针灸并施。

主穴:百劳、外关、脾俞、肾俞、足三里。

2. 气滞血瘀型

多见于病久缠绵未愈患者,多有反复发作病史,每因劳倦、气候剧变致气血郁滞不通而病发。症见间歇眩晕,耳鸣,神烦焦躁,面色黯淡,头颈痛,肢体持续痹痛,肌肤烘热或不仁,多伴有视矇,上肢提举不利、握力减退或下肢步履不稳,间感胸闷、心悸等证候。舌质多黯淡或有瘀点,苔薄黄腻,脉多弦细或滑数。

治法:活血祛瘀通络。用平泻法,针灸并施。

主穴:大杼、曲池、太冲、肝俞、膈俞、肾俞。

配穴:头痛配风池、太阳;耳鸣加听会、听宫、耳门;眩晕配百会、大椎;视矇刺攒竹、鱼腰、光明;颈肩、上肢痹加新设、肩髃、合谷;下肢麻痹配阳陵泉、血海、委中、太溪;食欲不振配阴陵泉、足三里;胸闷、心悸加内关、心俞。上穴辨证交替选用。

针刺手法:针刺项背穴位,针尖宜斜向椎体,得气后不提插,用捻转补泻手法导气,使针感向肩背部扩散。

【按语】

本病多因肝肾虚亏、阴阳失调、痹阻经络气血,致筋骨失养而成病,故论治应注重调理肝肾、疏通经络气血,气血运行得通畅,痹则可除。针灸肝俞、膈俞(血之会穴)可旺盛血行而养筋祛痹;肾俞、大杼(骨之会穴)可壮骨益髓而消骨痹;百劳(当大椎穴直上 2 寸,后正中线旁开 1 寸)、新设(在项部,当斜方肌外缘,后发际下 1.5 寸处)为经外奇穴,可直接疏通病部经气而祛痹痛;脾俞可调和气血、健脾化湿通络;曲池、足三里可旺盛气血而祛瘀滞;阳陵泉为筋之会穴,可强筋健步;百会、大椎可清阳而祛眩晕;耳门、听宫、听会可疏通耳部经气,止鸣而增听力;攒竹、鱼腰、光明可调和眼部经气而明目。

【注意事项】

1. 轻度颈椎骨质增生及局部软组织受刺激而出现症状,针灸治疗可较迅速缓解。但对重度骨质增生、局部组织受压及伴随症状,针灸虽可改善,但配合其他疗法,治疗效果更佳。

2. 在治疗过程中,应注意避免患部劳损、挫伤,卧宜低枕,颈部忌快速、重力摇摆(可常用手轻揉按颈夹脊及痹肢),经常做适当户外活动,对增强体质及预防发作有裨益。

二、肩关节周围炎

肩关节周围炎简称肩周炎,是肩关节周围肌肉、韧带、肌腱、滑囊、关节囊等软组织损伤、退变而引起的一种慢性无菌性炎症,表现为肩关节周围疼痛,肩关节各个方向主动和被动活动度降低,影像学检查除骨量减少外无明显异常的疾患,肩周炎好发于40~70岁的中青年及老年人。

中医学认为本病属"痹证"、"肩痹"、"肩凝"、"漏肩风"等范畴,以50岁为多见。本病的发生有内、外两大因素。内因是年老体弱,肝肾亏损,气血虚弱,致使筋骨失养,骨节失灵。外因是外伤劳损,感受风寒湿邪,阻滞经络,使气血运行不畅,血不荣筋,脉络不通而致病。肩部为手三阳经所主,内外因素导致肩部经络阻滞不通或失养而成病。

病如属寒邪偏盛则起病急骤,疼痛较剧;因劳损或湿邪滞留经络所致的,发病多为慢性;局部疼痛或酸痛可起于一侧或双侧,但无明显红肿,患肩外展、后旋、上举动作均受限制,疼痛日轻夜重;如病情发展,筋络失养,肩部肌肉可出现萎缩,运动功能障碍更为明显。

【诊断依据】

1. 多发于单侧,患部关节强痛,活动受限。

2. 肩痛,可向颈、肩胛、前臂及手部放射,以静止痛、牵拉痛、夜间尤甚为特征。晚期肩关节可呈僵硬状态,并可见肩部肌肉萎缩。

3. 患肩外展、外旋和内旋的主动和被动活动度均明显降低;可在肩峰下、肱二头肌腱、小圆肌边缘有压痛。

4. X线检查早期多表现为正常,日久可显示骨质疏松。肩关节造影可有关节囊收缩,关节囊下部皱褶消失。

【治疗处方】

1. 急性期

发病急骤,症见肩部突现疼痛,运动明显受限制,患部拒按,患肢稍上提或后旋则疼痛增剧,无全身症状,舌苔薄白,脉细数或沉紧。

治法:温经散寒,通络止痛。用平泻法,久留针,多用艾灸。

主穴:合谷、大杼、肩压痛点(隔姜灸)。

2. 慢性期

多因急性发作时未治愈所致。患肩以酸痛和活动轻度受限制为主,每因过劳、局部受寒而酸痛加剧,患处经揉按和适当活动后症状可改善。患者多伴有肢体困倦、食欲减退,甚则心悸、眩晕等,舌苔薄腻,脉濡缓。

治法:化湿,行气通络。用平补法,针灸并施。

主穴:曲池、肩髃、足三里。

配穴:体虚温灸肝俞、膈俞、脾俞;气弱灸气海、肾俞、膀胱俞;食欲不振灸足三里。

【按语】

泻刺合谷、隔姜灸肩阿是穴,能温通阳明经气而散寒止痛;大杼为骨之会穴,有调和筋骨气血的作用;刺曲池、肩髃、足三里,能旺盛阳明气血而化湿,行气通络;温灸相关脏腑背俞和气海,能补益气血。气血得调和,经络通畅,病则可除。

【注意事项】

1. 针灸对本病有较好疗效,按病情可配合推拿、温针、火罐、小针刀、艾灸、穴位注射等疗法。

2. 针灸治疗期间,可嘱患者做适当肩部运动,加强功能锻炼,可防止病变组织发生粘连,有助于提高临床疗效。

3. 循经按摩及功能锻炼宜循序渐进。在做上肢提举、后旋时,应先在肩周揉按与小角度摆动,使肩部肌肉松弛后才提举,切忌突然猛力牵拉,造成软组织挫伤。同时,患侧上肢不宜过量提举重物,注意肩关节局部保温,以防复发。

三、急性腰扭伤

急性腰扭伤是指腰骶、骶髂及腰背两侧的肌肉、筋膜、韧带、关节囊及滑膜等软组织的急性损伤,从而引起腰部疼痛及活动功能障碍的一种病症。急性腰扭伤可在特定的工作姿势时发生,也可发生在劳动和运动中。过度后伸、前屈、扭转、弯腰动作不协调,超过了腰部正常活动范围,破坏了腰部软组织动态平衡,即可导致损伤。

本病属中医学"外伤腰痛"范畴,俗称"闪腰"。中医认为本病多由跌仆闪挫引起气机失调,凝聚腰部,致局部血瘀阻滞、经络气血不通而发为腰痛。

【诊断依据】

1. 外伤后即出现腰部僵硬,一侧或两侧剧烈疼痛,主动活动困难,不能翻身、坐立和行走,常保持一定强迫姿势。

2. 损伤部位有压痛点;腰肌和臀肌痉挛,或可触及条索状硬结;脊柱生理弧度改变。

3. 腰椎 X 线片显示腰椎骨质无异常。

【治疗处方】

治法:通络、散瘀、止痛。用泻法。

主穴:委中、手背腰痛点。

针刺手法:针刺时患者采用俯卧位,先刺委中,得气后针尖斜向上逆时针捻转,使针感向腰部扩散;再刺第2、3掌骨间压痛明显的腰痛点,"飞针"快速进针,得气后运用"导气法",针尖朝上臂,逆时针持续捻针,使针感向上臂扩散。操作时,应嘱患者逐渐活动腰部,即先做小幅度左右摆动,如疼痛渐缓可再增加活动幅度,如无合并腰椎病变,往往刺后则可缓解。

【按语】

泻刺委中,能疏通膀胱经脉,患部经络气血得通,则瘀散而痛止,故古代医家有"腰背委中求"之说。手背腰痛点为治腰痛经验穴。

【注意事项】

1. 本疗法针对单纯腰肌扭挫伤疗效颇佳。但若原患腰椎病变,如腰椎肥大合并腰肌扭伤,则疗效较差。若腰肌扭伤合并腰椎间盘突出(外观腰椎平直,疼痛向下肢放射),则需配合按摩、牵引治疗,才能使椎间盘复位,消除疼痛。

2. 手背腰痛点为治腰痛经验穴。经过笔者临床实践体会,腰痛点取第2、3掌骨间效果明显,取穴位不必拘泥于某一点,压痛明显者便是穴之所在,每次运用单侧即可。

四、腰肌劳损

腰肌劳损是以腰部隐痛反复发作,劳累后加重,休息后缓解等为主要表现的疾病。在慢性期,腰部坐立或静止过久则出现酸痛,如做适当的腰部活动,局部循环改善,症状减轻。常见于长期劳累、不良姿势或急性损伤治疗不彻底者。

本病可因重体力劳动、剧烈运动和外伤没有得到及时正确的治疗,使局部无菌性炎症持续存在;或姿势不良,或有结构性缺损,外力持续反复牵拉、挤压、震荡腰部。其局部软组织出现供血障碍、缺氧及渗出水肿,甚至发生撕裂或退行性变,使局部组织对正常活动和负荷承受力下降而产生慢性劳损,并形成恶性循环。后期则出现增生、纤维变性、瘢痕粘连等组织变性改变。若遇寒冷刺激等诱因会使局部病变加重。

此病常呈现慢性反复发作,疼痛多局限在两侧腰部,无臀部、大腿、小腿或是脚的放射痛及其他全身症状,经适当运动后,疼痛可缓解。这与脊椎病变活动疼痛加剧相鉴别。临床上可分为慢性和急性发作两类。

腰肌劳损属中医学"肌痹"、"痹证"、"肾虚腰痛"范畴。腰为肾之府,由于劳损于肾,或平素体虚,肾气虚弱,精气不能充养筋骨、经络,致气血不畅或瘀血滞留,血不荣筋,筋脉不舒而痛。或因肾气虚弱,风寒湿邪乘虚侵袭,久而不散,筋肌弛弱,每于弯腰劳作过度,则弛弱之筋肌易于损伤而发病。

【诊断依据】

1. 腰部酸痛或胀痛,反复发作,劳累时加重,休息时减轻;适当活动和经常改变体位时减轻,活动过度又加重。

2. 不能坚持弯腰工作,常被迫时时伸腰或以拳头击腰部以缓解疼痛。

3. 腰部有压痛点,多在骶棘肌处,髂骨嵴后部、骶骨后骶棘肌止点处或腰椎横突处,腰部外形及活动多无异常,也无明显腰肌痉挛,少数患者腰部活动稍受限。

4. X线检查或可见腰骶先天变异或骨质增生。

【治疗处方】

1. 慢性期

症见腰部隐隐作痛,遇劳则甚,午夜痛增,神疲肢怠,眩晕耳鸣,食欲不振,小便频数,夜尿多,舌苔薄白,脉沉细。

治法:补肾,壮腰,健脾。用补法,针灸并施。

主穴:肾俞、脾俞、委中。

2. 急性发作期

多因过劳或受寒诱发,症见腰痛骤增,并可向背或骶部扩散,患侧腰肌僵硬,局部压痛明显,运动受限制,常伴有口干、小便黄、大便结等湿热症状,舌苔薄黄腻,脉滑数。

治法:通络、活血、止痛。用平泻法。

主穴:肾俞、委中、手背腰痛点。

配穴:背、腰牵痛配肝俞、阳陵泉,温灸膈俞、足三里、命门;耳鸣刺听宫、翳风;夜尿多温灸关元、中极。

【按语】

针加灸肾俞、脾俞,刺委中,能健脾肾、通膀胱经脉而祛腰酸痛;平泻委中、肾俞,能通络活血;手背腰痛点为有效的经验穴(腰痛点取手背第2、3掌骨间,压痛明显处效果佳);配肝俞、阳陵泉,能养血舒筋而治牵痛;膈俞为血之会穴,足三里能旺盛阳明经气血,两穴常灸可补益血气;命门通督脉,刺之能治腰痛;刺听宫、翳风,能直接调和耳之气机而祛鸣音;温灸关元、中极,可加强固摄与气化功能而治夜尿。

【注意事项】

1. 可配合推拿、拔罐、穴位注射等方法进行治疗。

2. 腰肌劳损急性发作时宜卧床休息。慢性期宜避免局部受寒和过重劳动,以防病情加重。注意经常参加适量的体育锻炼,以促进腰肌功能的恢复。

五、腱鞘囊肿

腱鞘囊肿是指发生于关节囊或腱鞘附近的一种内含胶冻状黏液的良性肿块,其多为单房性,也可为多房性,发病与关节囊、韧带、腱鞘上的结缔组织退行性黏液性变性或局部劳损有关。其临床表现主要为腕背部、腕掌部或足背部出现豌豆至拇指头大小的半球状肿块,质硬,有弹性,基底固定,有压痛。

中医学称为"筋结"或"筋瘤",认为此病多因过劳伤筋,经气郁结;或素体血虚,筋脉失于濡养;或感受风寒,经络阻遏;气血运行不畅而发病。

【诊断依据】

1. 多有劳损史。

2. 患部出现半球形、表面光滑、张力较大的囊性肿块。

3. 扭挫所致囊肿,创伤后即形成。劳损所致囊肿,肿块形成缓慢,压之有酸胀或痛感,基底固定,活动受限。

4. X 线摄片示骨关节无改变。

【治疗处方】

治法:通络散结。用泻法,针灸并施。

主穴:阿是穴。

配穴:病发于腕部配曲池,发于踝部配足三里。

针刺手法:粗针泻刺阿是穴:局部经常规消毒后,左手拇、食指固定囊肿,右手持粗针或注射针头,在囊肿下缘向中心平刺;待有针感后反复提插数次,然后转换方向,针尖向四周提插,以穿透囊壁;可边捻针边用消毒棉签挤压,排出囊液,至囊肿平复为度;经皮肤消毒后用多层消毒小块纱块加压包扎,防止囊液再积聚。

【按语】

粗针泻刺患部阿是穴,能直接疏通病处的经络气血而散筋结;腕部刺曲池、踝部配足三里能旺盛阳明气血,促进病情康复。

【注意事项】

1. 本疗法治疗腱鞘囊肿疗效较好。初期未成硬结时,疗效较满意。如病程久,囊肿坚硬,宜先在患部悬灸 15~20 分钟后再刺。

2. 针刺治疗后患处应减少活动。2~3 天后复诊,如囊肿未全消,可按上法再刺。

六、风湿性关节炎

风湿性关节炎多由溶血性链球菌所致上呼吸道感染后引起的反复发作的

急性或慢性全身性变态反应性结缔组织疾病,是风湿热侵犯关节的表现,以全身结缔组织的炎症病变为特点。一般认为在链球菌感染后,链球菌的毒素和代谢产物成为抗原,使人体内产生相应抗体,抗原和抗体在结缔组织结合,使之发生炎症变性和破坏,常累及骨、关节及其周围软组织,如肌肉、滑囊、肌腱、筋膜、神经等,以心脏和关节受累最为显著。

风湿性关节炎的特点为炎症呈游走性和多发性,以膝、踝、腕、肘等大关节为主,局部出现红、肿、热、痛,活动受限。其病理表现为关节滑膜及周围组织水肿,滑膜下结缔组织中有黏液性变,纤维素样变及炎性细胞浸润。

风湿性关节炎属中医"风热痹"范畴。中医学认为本病多由体质虚弱,腠理空疏,卫外不固,或劳累后汗出当风,感受风热之邪,以致气血不和,经络阻滞,血脉痹阻,发为本病。

本病为风邪偏胜之疾,由于病属阳邪,病初起邪虽盛而正气未衰,邪正相搏于卫分,故可见发热、恶风寒、头痛和历节肿热痛等表邪症状,若病程较长,可缠绵发作而致血瘀痹阻,阳气衰疲,或气阴两虚,关节微肿热,而兼心悸、气短、自汗等症。治疗上,辨证可分为急性和慢性两类,急性期以祛邪为主,慢性期宜采用扶正祛邪相结合。

【诊断依据】

1. 四肢大关节(腕、肘、肩、髋、膝、踝)疼痛或肿痛,游走不定,疼痛持续时间短。

2. 受累关节红、肿、热、痛,活动功能受限,可兼有低热。

3. 自身抗体血液指标异常,如抗 ENA 抗体、抗 ds- DNA 抗体、抗血小板抗体、抗核抗体、抗心磷脂抗体、类风湿因子等。

4. X 线检查受累关节仅见软组织肿胀,无骨质改变。

【治疗处方】

1. 急性期

症见病变关节红肿热痛,拒按,运动明显受限制,并常伴有体温升高,头痛,恶风,口渴引饮。大便结,小便黄,舌尖红,苔薄黄,脉浮数。

治法:祛风,散热,通络。用泻法。

主穴:上肢:合谷、曲池、肩髃、大杼。下肢:足三里、血海、风市、环跳、太冲。

2. 慢性期

病变关节红肿热痛较轻或不明显,除有历节痛外,多无发热,常伴有神疲肢怠。若心、肝、肾受累,则可见心悸、气短。舌质多淡而苔薄白,脉细数。

治法:养血祛风,温通经络。用平补平泻法,针灸并施。

主穴:上肢:合谷、曲池、肩髃、大杼。下肢:足三里、血海、风市、环跳、太冲。

配穴:急性期热甚可刺络泻血;慢性期正气虚宜多灸。头痛刺风池、太阳;关节游走痛配风门、风市、肝俞;肿热痛明显刺膈俞、肾俞;食欲不振配三阴交、脾俞;反复发作可常温灸大椎、足三里、脾俞、肾俞、肝俞。

【按语】

1. 本病由于局部关节肿痛,不宜直接在局部取穴,可选病区循经所过的邻近或远隔穴位,以祛风通络。泻针风池、太阳,能清上扰之风阳而止头痛;配肝俞、风门、风市,能活血祛风;取膈俞、肾俞,能行血气而消关节肿热;配三阴交、脾俞,能健脾运而助消化。

2. 慢性期温灸大椎、脾俞、肾俞、肝俞,有益气,健脾阳,壮肾元和养血舒筋等作用。正气得补,脏腑阴阳得调,风邪得祛,则痹证可愈。

【注意事项】

1. 本病辨治可按病情选取病变关节邻近或远隔循经所过之穴(主要取三阳经)。实证宜针不灸,热甚则可刺络泻血。

2. 虚证宜针灸并施,同时辨证配用肝俞、脾俞、肾俞及足三里、三阴交以扶正祛邪,后期如出现心悸,气短,脉结代等证候,可酌加心俞、督俞、厥阴俞、内关等以宁心安神。每日针灸 1 次,12 次为 1 个疗程,间隔休息 3~5 天。

3. 实热型关节灼热、疼痛甚可配合黄连、黄芩、黄柏各 60g 煎出液外敷。

七、类风湿关节炎

类风湿关节炎是全身慢性结缔组织疾病的局部非特异性炎症表现,为多发性、对称性关节病变。凡构成关节的各部分组织均可受到侵犯。青壮年多见,易致残。本病多发生于 20~45 岁之间,女性多于男性,约为 2.5∶1。

类风湿关节炎是一种以关节为主的慢性全身性自身免疫性疾病,属于免疫复合物疾病,与免疫、感染、内分泌失调、代谢、遗传等多种因素有关。类风湿因子能与免疫球蛋白起抗原-抗体反应,这种反应作用于关节骨膜,或可能由于粒细胞吞噬这种抗原-抗体复合物后,释放出各种溶解酶,损害关节滑膜而产生关节的炎症病变。

本病最突出的临床表现为呈对称的多发关节炎,特别以手指、足趾、腕踝等小关节最易受累。早期或急性期发病,关节呈红、肿、热、痛和运动障碍;晚期则关节僵直和畸形,并有骨骼肌萎缩。在整个病程中患者可有发热、无力、贫血、皮下结节、心包炎、胸膜炎、血管炎等病变。

类风湿关节炎属中医"骨痹"范畴。其病因多为先天禀赋不足,外伤、产后体虚,气血失和,或久居寒湿之地,风寒湿邪乘虚而入,或后天失养,脏腑失调,水湿不从正化,久病入络,瘀血痰浊留滞关节,痹阻气血,局部不通则痛,兼见肿胀不利。日久诸邪化热，或寒热错杂，痹阻关节，而见肿胀、失用等。

本病属本虚标实，本虚为气血阴阳脏腑亏损失调，标实为外邪、瘀血、痰浊痹阻，病机特点为经络痹阻、气血运行不畅，病变在关节、筋骨、肌肉。初期以实邪为主，后期多属正虚邪恋或虚实夹杂。临床上可分急性与慢性两类论治。

【诊断依据】

本病的诊断需满足以下的 4 条或 4 条以上标准：

①晨起关节僵硬至少 30 分钟（≥6 周）；②3 个或 3 个以上关节肿（≥6 周）；③腕、掌关节或近端指间关节肿（≥6 周）；④对称性关节肿（≥6 周）；⑤皮下结节（≥6 周）；⑥手 X 线片显示有骨侵蚀或有明确的骨质疏松；⑦类风湿因子阳性（滴度 >1∶32）。

其中类风湿因子阳性只能作为参考。临床上本病需与强直性脊柱炎、骨关节炎、风湿性关节炎等疾病鉴别。

【治疗处方】

1. 急性期

多见于病变初发阶段，患者形体尚健，常因蕴热被湿邪触发而致关节红、肿、热、痛。若夹有风邪合病，则呈游走性，并有发热，恶风寒，头重而痛，胸腹胀满等。舌苔黄腻，脉滑数。

治法：行气化湿，通络解热。用平泻法。

主穴：曲池、足三里、大椎、三焦俞。

2. 慢性期

多为急性期迁延未愈而成。症见神疲肢倦，食欲不振，体重减轻，头晕，贫血，四肢关节酸痛等。如病情持续发展，可见疼痛关节逐渐僵硬，附近肌肉渐现萎缩，关节肿大畸形更明显，体质更虚弱。由于关节强直变形、疼痛，患者往往被迫卧床。舌苔多薄腻，脉濡而缓。

治法：行气化湿，温通经络。用平补法，针灸并施。

主穴：足三里、三阴交、脾俞、肝俞、肾俞、阿是穴。

配穴：急性期选病变关节远隔或邻近循经所过的穴位；慢性期可选邻近或局部循经所过穴位。例如指痛刺八邪；趾痛配八风；关节游走痛配风门、风市、大杼、阳陵泉；肢酸体倦灸关元、膀胱俞；血虚眩晕配膈俞、百会等。

【按语】

急性期泻刺曲池、三焦俞、足三里、大椎，有解热、行气化湿之效；慢性期采用补法针灸足三里、三阴交、脾俞，能增强脾胃运化功能而固本；补刺肝俞能养血舒筋；艾灸肾俞能调肾行气化湿；取阿是穴，能直接疏通病部气机。标本兼治能加速病情的缓解。

【注意事项】

1. 本病治疗,除急性期用泻针外,缓解期可配用艾条温灸(或隔姜片灸)。施灸处可选病变关节和有关背俞穴,温灸大杼、肝俞、脾俞、膈俞、肾俞、三焦俞、关元、足三里,可加强通经络、行气血功能。

2. 在治疗期间,嘱患者适量被动运动(按摩、伸屈和功能锻炼),有助改善患部血液循环,加速解除功能障碍,防止关节强直。

3. 类风湿关节炎在患病早期,病程短的针灸治疗效果较好;晚期症状较重,宜辨证配合中西药物治疗。

八、颈肌筋膜纤维组织炎

颈肌筋膜纤维组织炎指颈部一侧的肌肉因睡枕高低不适、睡眠姿势不良或感受风寒后,而引起痉挛,导致颈部疼痛,功能活动受限的一种疾患。本病患者一般无外伤史,多因睡眠姿势不良或急性发病,睡眠后一侧颈部出现疼痛、酸胀,可向上肢或背部放射,活动不利,活动时伤侧疼痛加剧,严重者可使头颈偏向患侧。患侧有颈肌痉挛,胸锁乳突肌、斜方肌、大小菱形肌及肩胛提肌等处压痛,在肌肉紧张处可触及肿块和条索状改变。X线检查偶见颈区变直或反曲。症状轻者数日内可自愈,重者病程可迁延数周不愈。本病为单纯的肌肉痉挛,成年人若经常发作,常为颈椎病的前驱症状。

本病属中医学"落枕"、"失枕"范畴。中医学认为本病多由项背肌腠受寒湿邪侵袭,使局部经脉气血运行受阻所致。体质虚弱,劳累过度,睡眠时枕头过高或过硬、睡时姿势欠妥,头颈部过度偏转,或严冬受寒、盛夏贪凉,风寒外邪侵袭,使颈部肌肉气血凝滞,经络痹阻,故颈部疼痛,屈伸或扭转不利。

【诊断依据】

1. 一般无外伤史,多因睡眠姿势不良或感受风寒后所致。

2. 急性发病,睡眠后一侧颈部出现疼痛,酸胀,可向上肢或背部及肩胛部放射,活动不利,活动时患侧疼痛加剧,严重者使头部歪向病侧。

3. 患侧常有颈肌痉挛,胸锁乳突肌、斜方肌、大小菱形肌及肩胛提肌等处压痛。在肌肉紧张处可触及肿块和条索状的改变。

4. X线检查多无异常发现,少数疼痛剧烈者,颈椎生理曲度可变直。

【治疗处方】

治法:疏通经络,调和气血。针用平补平泻法,针灸并施。

主穴:落枕穴、后溪、悬钟、百劳、阿是穴。

配穴:风池、合谷、肩髃、外关、肩外俞、天宗。

【按语】

落枕穴为落枕经验效穴,在手背侧,当第 2、3 掌骨之间,掌指关节后约

0.5寸处,直刺或斜刺0.5~0.8寸。手太阳、足少阳经循行于颈项侧部,配合局部阿是穴,远近相配,可疏通颈项部经络气血,舒筋通络止痛。若寒冬发病,症见恶寒头痛者,可加用风池、合谷;肩痛加肩髃、外关;背痛加肩外俞、天宗。

【注意事项】

1. 一般落枕经1~2次治疗即可缓解。如颈部肌肉长期劳损或颈椎有退行性等病变,需辨证施治。

2. 颈部强痛者,可先按揉患侧肩井穴2~3分钟,并嘱患者缓缓转动颈项,当肌肉强痛改善后,再行治疗。

3. 注意颈项部保暖,避风寒。不宜睡高枕,枕头高度以侧卧位时头部与身体能平直为佳。

4. 对反复落枕者应查明病因,如为颈椎病所致,应参照颈椎病诊治。

第三节 儿科常见病症

一、小儿脑瘫

小儿脑性瘫痪,简称小儿脑瘫,是指在从出生前到出生后的脑发育早期,由多种原因引起的非进行性的脑损害及发育缺陷所导致的中枢性运动障碍及姿势异常,并可伴有智力低下、癫痫、感知觉障碍、语言及精神行为异常等。本病是引起小儿机体运动障碍的主要疾病之一,可分为痉挛型、不随意运动型、强制型、共济失调型、肌张力低下型和混合型6种类型。

小儿脑瘫的致病因素较多,可因多种因素同时作用而成,病因可分为出生前因素、出生时因素和出生后因素三类。出生前因素如宫内感染、妊娠高血压综合征及遗传因素等,出生时因素如早产、低出生体重、多胎、产伤、出生时窒息、缺血缺氧性脑病,出生后因素如胆红素脑病等。近年,遗传因素导致脑瘫逐渐被重视。脑瘫患儿近亲中有癫痫、脑瘫及智力低下者发病率较正常人群要高。

本病属中医学"五软"、"五迟"范畴。五迟指立迟、行迟、齿迟、发迟、语迟;五软指头项软、口软、手软、足软、肌肉软。五迟、五软病证既可单独出现,也可同时存在。本病由于先天胎禀不足、或后天调护失当引起,其病机可概括为正虚和邪实两个方面。正虚为五脏不足,气血虚弱,精髓失充;邪实为痰瘀阻滞心经脑络,心脑神明失主所致。

【诊断依据】

1. 运动发育异常,在婴儿时期就出现中枢性运动障碍症状,其特征是运动发育落后、肌张力异常、姿势异常和多种神经反射异常。

2. 神经系统影像学检查颅脑结构,有助于判断脑瘫的病因及预后。对于合并癫痫者,可行脑电图检查以确定癫痫发作类型及指导治疗。

3. 除外进行性疾病(如各种代谢病或变性疾病)所致的中枢性瘫痪及正常小儿暂时的运动发育落后。

【治疗处方】

1. 心肝肾亏损

此型多见于宫内窒息,患儿出生经救治后,短期内即出现不同程度肢体瘫痪及神志呆滞,并随着成长肢体活动功能障碍及智力低下现象日渐明显,常伴有语言、听力、视力功能障碍等并发症。

治法:益心脑,补肝肾。用补法。

主穴:神门、内关、四神聪、百会、神庭、大椎、心俞、脾俞、肾俞、肝俞。

2. 心脑瘀阻

此型多因产时颅脑挫伤,或产后热毒邪伤脑髓,肢体多呈痉挛性瘫痪,其并发神志、语言、听力、视力等功能障碍与脑组织损伤程度成正比,或伴有癫痫发作。

治法:行气祛瘀,醒脑通窍。针用平补平泻法。

主穴:曲池、足三里、内关、合谷、血海、太冲、心俞、肝俞、四神聪、百会。

配穴:按不同并发症,配伍有关脏腑及循经穴位。如颈、腰痿软交替选百劳、身柱、大杼、命门、肾俞、脾俞;上肢痿选肩髃、曲池、外关、极泉、阳池;下肢痿选环跳、秩边、足三里、阳陵泉、委中、承山、昆仑、解溪;耳失聪选耳门、听宫、听会、太溪;语言不利选哑奇、上廉泉、天突;视力障碍选风池、攒竹、鱼腰、太阳;遗尿选关元、中极、肾俞、三阴交,每次辨证选4~5穴。

针刺手法:小儿针刺均禁提插,宜用捻转手法,并应密切注意针下气至反应。神门直刺0.3~0.5寸;内关进针得气后,针尖向上斜刺,逆捻导气上传;神庭平刺0.3~0.5寸,四神聪用平刺0.5~0.8寸(针尖向百会穴方向);百会平刺0.5寸;大椎直刺0.5寸,禁提插,宜多捻针;脾俞、心俞、肝俞、肾俞沿脊柱向下斜刺;足三里进针得气后,用补法;曲池、血海、太冲、合谷均直刺。

【按语】

针灸主要适应为后天性脑瘫,本病论治,首要调脾肾,益脑髓。肾为先天之本,藏精,主骨,益髓通脑,脑髓充则健脑益智;脾胃为后天之本,生血之源,气血足则筋强骨健,故选穴除肾俞、脾俞、太溪,三阴交、足三里外,并取督脉分布头、脊之神庭、百会、大椎、命门、身柱穴,有清阳补脑,益智健脊之功;随症加配有关脏腑背俞及五输穴,和配伍其他疗法,有调和脏腑阴阳,疏通经络气血之效。

【注意事项】

1. 由于本病因脑组织缺血、缺氧,导致脑组织变性坏死所致。因此,疗效及预后与脑组织受损程度相关,特别与能否接受合理治疗有密切关系。一般单侧瘫痪比双侧瘫痪易于治疗,产伤所致者比先天发育不良、核黄疸后遗症者易于治疗。

2. 脑瘫患儿早期治疗甚为重要,应在 2 岁以前,由于本病康复缓慢,故对本病的治疗应有耐心。并宜采取综合治疗,加强护理,适当增加营养及康复功能训练,包括智能、肢体、语言训练等,对促进智能发展,预防肌肉萎缩,改善体质有助益。

二、小儿消化不良

小儿消化不良是婴幼儿的常见病。由于小儿的消化系统发育未完善,胃酸和部分的消化酶活力低,如喂养或饮食失节,食物变质、污染,腹部受寒则可发病。临床上常见为腹泻、呕吐、脱水。

中医学称急性消化不良为"食积"或"积滞";对慢性消化不良合并营养障碍的称为"疳积"。认为本病多因小儿脾胃虚弱,饮食不节或感受外邪,损伤脾胃致运化失常而成病。

此病可分为实证和虚证两类。如因长期胃肠功能紊乱,引起营养障碍者,常合并患肠寄生虫或其他传染病(如肺结核),故临证时应辨明合并病,并针对不同病因,进行治疗。

【诊断依据】

1. 以不思饮食,食而不化,腹部胀满,大便溏泄或便秘为特征。

2. 小儿食量减少,腹胀,肠鸣音亢进,偶有呕吐。

3. 可伴有烦躁不安,夜间哭闹,或呕吐等症。

4. 有饮食失节史。

5. 便常规检查可见不消化食物残渣及脂肪滴。

【治疗处方】

1. 实证

起病较急,症见患儿神烦躁动,哭闹少食,腹胀泄泻,大便如蛋花汤样,每日数次或十数次,呈喷射状排出,气味酸臭,呕吐乳食。常伴有发热,烦渴,苔黄腻,脉滑数,指纹紫滞等。

治法:消滞,健脾胃。用泻法。

主穴:足三里、天枢、大肠俞。

2. 虚证

症见神情困倦,食欲不振,大便稀烂,混有少量黏液和食物残渣,每日腹泻数次。多无发热,口不渴,舌质淡,苔薄腻,脉细数,指纹淡。

治法:健脾消滞。用平补平泻法,针灸并施。

主穴:足三里、三阴交、脾俞。

配穴:发热刺曲池;呕吐配内关;腹泻频刺阴陵泉;腹胀灸气海、天枢、三阴交。

【按语】

足三里为胃经合穴,大肠俞、天枢为大肠经之俞募穴,三阴交能健脾消滞,四穴均为调理胃肠气机的有效穴;曲池能清热;内关能降逆止呕;温灸气海、脾俞,能调和气机,健脾俞;阴陵泉有清热、行气、止泻之功。

【注意事项】

1. 轻症患儿原则上不需禁食,但应停食不易消化的食物和脂肪类食物。重症患儿应暂禁食,一般 6 小时左右,适当补充饮食糖、盐水,吐泻好转时,可逐渐恢复正常饮食。

2. 如腹泻频频,眼窝凹陷,呼吸深快,脉微细,神志烦躁或极度萎靡,甚至惊厥,则为脱水或酸中毒重症,宜及时采用中西医结合治疗。

三、儿童多动综合征

儿童多动综合征,又称注意力缺陷多动障碍,是以注意力不集中、活动过度和冲动行为为主要症状的综合征。

注意力缺陷多动障碍的病因与遗传、轻微脑损伤、社会心理因素有关。早产、缺血缺氧性脑病、妊娠不良药物接触史对本病的发病有一定影响。家庭和社会提供教育方式不足、养育方式不当和严重的家庭变故将增加本病患病风险,部分患儿可有相关家族病史。影像学研究提示患儿前运动神经元和上额叶前部皮质葡萄糖代谢减低。

注意力缺陷多动障碍以注意力缺陷、多动和冲动为三大核心症状。注意力缺陷表现为主动注意功能明显减弱,而被动注意亢进,常被环境中的无关刺激所吸引,在选择注意方向和维持注意上都有缺陷。多动开始于幼儿期,在课堂中多动更为突出,坐不稳,干扰他人,随年龄的增长,多动现象可逐渐减少。冲动表现为缺乏自制力,不经思考即开始行动,任性冒失,不顾后果。这三大症状常引起系列继发性后果,如学习成绩落后、行为问题、认知障碍等。患儿多数身高、体重比同龄儿童落后,约 50% 患儿有协调功能不良、临摹图形困难、轮替动作笨拙、双侧反射不对称及其他"软体征",如联带运动、舞蹈样运动、共济失调等。

本病属中医"脏躁"范畴。中医学认为病因与先天禀赋不足,或后天护养不当有关。本病主要病变部位在心、肝、脾、肾。脏腑功能紊乱,阴阳平衡失调,阴静不足、阳动有余是其关键病机。若心气不足,心失所养可致心脾失守而情绪多变,注意力不集中;肾精不足,髓海不充则脑失精明而不聪;肾阴不足,水不涵木,肝阳上亢,可有多动,易激动;脾虚失养则静谧不足,兴趣多变,言语冒失,健忘;脾虚肝旺,又加重多动与冲动之症。

【诊断依据】

1. 多发生于 4~16 岁儿童,男孩多于女孩。

2. 主要表现为行为异常,运动过多,动作不协调。婴儿时不安静,易激惹,睡眠不安,幼儿时不能静坐,任意破坏东西;学龄期不能静坐听课,小动作多。

3. 部分患儿表现为活动过少或精神呆滞、注意力不集中,控制力差,容易冲动,部分有遗尿症,学习困难。

4. 部分患儿有轻微神经系统阳性体征,如协调功能不良、临摹图形困难、轮替动作笨拙、双侧反射不对称及其他"软体征",如联带运动、舞蹈样运动、共济失调等。

5. 注意力缺陷多动障碍(ADHD)量表评定和 IQ 测试。

6. 排除以下疾患:精神发育迟滞、广泛性发育障碍、儿童精神分裂症、躁狂发作和双相障碍、焦虑障碍、特殊性学习技能发育障碍、各种器质性疾病(如甲亢)和各种药物副反应所导致的多动症状等。

【治疗处方】

1. 心脾两虚,心神失养

症见注意力不能集中,精神不振,形体消瘦或虚胖,多动但不暴躁,记忆力差,伴有自汗、心悸、偏食等,舌质多淡,苔薄白,脉细弱。

治法:健脾养心,益气安神。平补法。

主穴:四神聪、心俞、脾俞、内关、足三里。

2. 肝肾阴虚,燥阳上扰

症见行为多动,难以自制,躁动易怒,情绪不稳,注意力不集中,常搞小动作,五心潮热,夜寐不安,舌红少苔,脉细数。

治法:补益肝肾,开窍醒脑。用平补平泻法。

主穴:四神聪、印堂、肝俞、肾俞、风池。

配穴:夜寐不安可加安眠;记忆力差,注意力不集中加百会、上星;瞬目加攒竹;烦热汗多加太溪。

针刺手法:四神聪平刺 0.5~0.8 寸(针尖向百会穴方向);百会平刺 0.5 寸;刺风池时针尖微下,向鼻尖方向斜刺 0.3~0.5 寸;心俞、脾俞、肝俞、肾俞向下斜刺,得气后行小幅度捻转,平补平泻;印堂平刺,向鼻根方向顺捻导气;太溪得气后,缓慢捻转,行补法;内关进针得气后,针尖向上斜刺,逆捻导气,使针感沿手臂内侧向上传;足三里针尖朝上,进针得气后,逆向捻针,用补法,使针感沿腿部向上传。

【按语】

四神聪、印堂、上星有醒脑、健脑之作用;百会、风池可平肝潜阳,息风以制动;肝俞益肝阴;肾俞、太溪补肾阴益肾精而生髓充脑;心俞补益心之气血、宁心安神;脾俞、足三里健脾益气;内关为手厥阴心包经络穴,有宁心安神之功。

【注意事项】

1. 患儿对针刺多不能协作,故操作者必须细致观察针下得气情况。如刺头穴、背俞穴针下微紧,刺四肢穴肌肉跳动即为气至。手法宜轻,以捻转为主。

2. 早期诊断、早期治疗是治疗本病的关键。治疗过程中,症状有反复,要持之以恒。

3. 除针灸治疗外,应积极配合心理治疗,并取得家长及教师的理解和协作,合理安排患儿的饮食起居和多作康复运动。

四、小儿遗尿症

小儿遗尿症是指 5 岁或以上小儿每周睡眠状态下不自主排尿≥2 次,持续 6 个月以上。与本病有关的因素包括睡眠深、家族遗传、白天排尿控制不佳,或伴随多种排尿障碍和排尿异常出现。根据发病特点,可分为原发性夜间遗尿、发作性夜间遗尿、家族性夜间遗尿和夜间多尿性遗尿。遗尿可严重损害儿童的自尊,患儿常有心理负担而不愿意与同龄人交往,在睡前担忧遗尿,导致严重的心理与精神异常。若家长对患儿不作耐心诱导,反施加压力,则会加重患儿精神负担,产生恶性循环,形成顽固性遗尿。

小儿遗尿症的病因复杂,与器质性病因、心理精神因素及遗传等因素有关。排尿控制中枢发育不全或发育迟缓,睡眠和觉醒功能发育迟缓,不良的排便习惯,膀胱功能障碍、解剖因素及尿道感染,神经内分泌因素,遗传因素、心理精神因素等均可导致遗尿。

本病在中医学称为"遗溺"等。中医学认为小儿遗尿主要因肾气不足,膀胱不能制约所致。肾为先天,主司二便,膀胱主藏尿液,与肾相表里,膀胱开阖功能主要依赖于肾的气化之功。肾气不足,下元虚寒,致气化功能失调,闭藏失司,不能约束水道而遗尿。

【诊断依据】

1. 小儿≥5 岁,睡眠较深,不易叫醒,睡眠状态下不自主排尿≥2 次/周,持续时间超过 6 个月以上。

2. 小便常规及尿培养多无异常发现。

3. X 线摄片检查,部分患儿可发现有隐性脊柱裂,泌尿系 X 线造影或见其结构异常。

【治疗处方】

治法:补益肾气,固摄膀胱。用补法,针灸并施。

主穴:关元、三阴交、肾俞、膀胱俞。

针刺手法:刺关元,先排空膀胱,向下斜刺进针,不宜深刺,得气后顺时捻针导气下行,补法;三阴交进针得气后针尖朝上逆向捻针,使针感沿腿部向上传;肾俞、膀胱俞斜刺,得气后行小幅度捻转,补法。

配穴:食欲不振配足三里、脾俞;腰酸尿频加命门、气海;眩晕灸百会;耳鸣刺听宫、听会。

【按语】

关元是足三阴经与任脉的交会穴,灸补本穴能温补元阳,调补脾肾;刺气海、命门,有补益肾气,加强膀胱固摄的作用;取三阴交、足三里、脾俞,能健脾胃而益气血之源;刺肾俞、膀胱俞,有补益肾、膀胱气机,振奋膀胱约束的功能;灸百会能升提阳气;听宫、听会是调理耳部经气的有效经穴。

【注意事项】

1. 对于遗尿患儿,应首先确定其为功能性还是器质性。通过询问病史、体格检查、实验室检查和影像学检查等可明确有无器质性病变,如遗尿属器质性病变或其他疾病继发,则应结合病因治疗。

2. 在针灸治疗期间,应取得家属的协作,除坚持每日或隔日针外,可嘱家属按上述穴位施灸,早晚 1 次,每次 20~30 分钟。

3. 习惯性遗尿者,晚饭后宜少饮水,尽量定时起床排尿,使之形成习惯。同时还应鼓励患者多做体育锻炼,以增强体质。

4. 本病有一定的复发率,特别是阴冷天,或患儿过于疲劳、兴奋,或感受风寒,一般复发后再行针灸治疗仍然能获效。如已停止遗尿,不宜立即终止治疗,应继续治疗观察,以巩固疗效。

第四节　妇产科常见病症

一、痛经

痛经是指月经期或经期前后发生下腹部疼痛的病症。本病常发生在年轻女性,青春期为高发期,其中 15% 严重痛经者影响日常活动。痛经分为原发性和继发性两种,原发性痛经指痛经不伴有明显的盆腔疾患,称为功能性痛经;继发性痛经是由于盆腔疾病导致的痛经,称为器质性痛经,常见于子宫内膜异位症、子宫腺肌病、生殖道畸形、慢性盆腔炎、宫腔粘连及子宫肌瘤等疾病。

原发性痛经以青少年多见，初潮后 6 ~ 12 个月开始，30 岁后发生率下降。疼痛常在月经即将来潮或来潮后出现，月经第 1 天最重，持续 1 ~ 2 天，多在经血外流通畅后缓解，疼痛常为痉挛性，或隐痛。轻度痛经多无全身症状；中度痛经对日常活动、工作有一定影响，但较少全身症状，服用止痛药后可缓解；重度痛经者全身症状明显，服用止痛药物效果不满意。疼痛部位多集中在下腹，常伴有腰酸或放射至股内侧，或有头痛、恶心、呕吐、头晕、乏力等。部分患者婚后或分娩后痛经可消失。

原发性痛经的发生，与子宫收缩异常、前列腺素合成与释放异常血管加压素及缩宫素的作用、精神心理因素等有关。各种病因引起子宫无节律收缩，子宫血流减少、缺血，导致痛经发生。

中医学认为痛经的发病由于情志不和或六淫为害，并与素体及经期、经期前后等特殊的生理变化有关。其发病机制主要是冲任、胞宫气血阻滞，"不通则痛"，或冲任、胞宫失于濡养，"不荣则痛"。其病位在冲任、胞宫，变化在气血，表现为痛证。常见病因病机有气滞血瘀、寒湿凝滞、阳虚内寒、湿热蕴结、气血虚弱和肝肾亏损等。

【诊断依据】

1. 经前或经行前后小腹疼痛，痛及腰骶，伴有面色苍白，冷汗淋漓，四肢厥冷，恶心呕吐，甚则昏厥等症状。

2. 腹痛诸症随着月经周期性发作。

3. 妇科检查及辅助检查如 B 超、腹腔镜、宫腔镜、子宫输卵管碘油造影等除外盆腔器质性病变。

【治疗处方】

1. 实证

月经前或行经期间下腹疼痛拒按，疼痛常向胁肋扩散，经行不畅，色紫黯而夹有瘀块，常伴有神烦，头痛，舌质红，苔薄黄，脉弦。

治法：疏肝行气，化瘀止痛。用泻法。

主穴：太冲、血海、中极。

针刺手法：泻刺久留针，先刺太冲、血海，针下得气针尖斜上，逆捻导气上行，症状缓解后再刺中极。

2. 虚证

月经不调，月经量多或少，色淡而稀，行经期间腰腹重坠而酸痛，按之痛缓，得热痛舒，常伴有神疲困倦，头晕心悸，舌质淡，苔薄，脉沉细。

治法：调肝肾，补气血。用平补平泻法，针灸并施。

主穴：三阴交、气海、肾俞、肝俞、膈俞。

配穴:胁痛配肝俞、期门;血虚眩晕配灸百会、足三里、脾俞。

【按语】

三阴交为调经主穴,取中极、气海能调和任脉经气而去痛;太冲、血海合用,有平肝化瘀之效;取肝俞、脾俞、肾俞能直接调和脏腑阴阳而治本;归来、天枢为局部循经取穴;温灸百会可升提阳气;取足三里、脾俞能旺盛气血而治眩晕。

【注意事项】

1. 实证宜泻刺,久留针或加电针仪;虚证可多捻,同时温灸。

2. 习惯性痛经宜在经前 1 周针灸,调治经络气血。

3. 对兼有月经不调者,在疼痛缓解时宜调治肝、脾、肾经,巩固疗效。

二、子宫脱垂

子宫脱垂指子宫从正常位置沿阴道下降,宫颈外口达坐骨棘水平以下,甚至子宫全部脱出于阴道口以外。本病常伴发阴道前后壁膨出,但因子宫前壁与膀胱紧密相连,子宫下降时阴道前壁上部向下牵拉,故以并发阴道前壁膨出多见。

子宫脱垂的病因与分娩损伤、支持子宫组织疏松薄弱、长时间腹压增加有关。分娩过程中软产道及其周围的盆底组织极度扩张,肌纤维拉长或撕裂,尿生殖裂孔受损松弛而扩大。若产后过早参加体力劳动,将影响盆底组织张力的恢复,导致未复旧的大子宫不同程度下移。多产也是子宫脱垂的因素之一。绝经后雌激素减低或先天发育不良所致之盆底组织薄弱,或营养不良引起的支持子宫的组织薄弱,均可致子宫脱垂。在上述病因的基础上,慢性咳嗽、便秘等疾病,引起腹内压长期增加,可加重或加快子宫脱垂。

子宫脱垂属中医"阴挺"、"阴疝"、"阴痔"范畴,因多发在产后,故又有"产肠不收"之称。本病的主要病机是气虚下陷与肾虚不固致胞络损伤,不能提摄子宫,故阴挺下脱。子宫脱出阴户之外,摩擦损伤,则邪气入侵,湿热下注,可致溃烂。

【诊断依据】

1. 阴道内有肿块脱出。

2. 多伴下腹隐痛,腰骶酸痛等症状。

3. 子宫脱垂分度:

Ⅰ度轻型:子宫颈距离处女膜缘少于 4cm,但未达处女膜缘。

Ⅰ度重型:子宫颈已达到但未超出处女膜缘,于阴道口即可见到。

Ⅱ度轻型:子宫颈已脱出阴道口外,但宫体尚在阴道内。

Ⅱ度重型:子宫颈及部分子宫体已脱出于阴道口外。患者在行走或增加腹压时有肿块自阴道脱出,卧床休息后可自行回缩。

Ⅲ度:子宫颈及子宫体全部脱出于阴道口外。患者即使在休息后,块状物也不能自行回缩,需用手推送才能将其还纳至阴道内。

【治疗处方】

1. 气虚型

患者自觉阴道坠胀或有物挺出,色淡红,如鸡蛋或鹅蛋大,常感腰酸、神疲,尿频,舌质淡,苔薄白,脉细弱。

治法:健脾补气。用补法,针灸并施。

主穴:足三里、三阴交、子宫、百会(灸)。

2. 气虚夹湿热型

除症见阴道有物脱出,坠胀明显外,还兼有大量臭味的黏液排出,并伴有发热,腰酸痛,尿频,食欲不振,头晕痛等。舌质淡,苔薄黄腻,脉细数。

治法:健脾利湿,清热。用平补平泻法。

主穴:三阴交、曲泉、归来、曲池。

配穴:气血虚灸气海、肾俞、脾俞、肝俞;湿热带下则泻刺膀胱俞、三焦俞。肾虚加大赫、肾俞、照海、泌尿生殖区(头皮针);伴有膀胱脱出加曲骨、横骨;伴直肠脱出加会阴、承山。

针刺手法:患者仰卧,子宫颈脱出阴道口外者,先还纳后再行针刺。刺子宫、归来前宜排小便,刺进1.5~2寸,待有针感向下腹或阴道扩散后,可多捻针或加用电针,不作提插手法。

灸法:百会用艾条温和灸10分钟,余穴用麦粒灸或隔附子饼灸,每穴5~7壮,每次选2~3个穴位灸即可。隔日1次,10次1个疗程。

【按语】

三阴交为足三阴经之交会穴,虚证补之能健脾旺血,实证泻之能清脾而去血热;取足三里、百会、气海,有补血、升阳和益气之功;刺曲泉、膀胱俞、三焦俞,能清湿热而止赤白带;取曲池能疏利阳明气机而清热;气虚常灸肝俞、脾俞、肾俞,能益气血而治本。除合并感染用泻法外,均用补法、多灸。

【注意事项】

1. 本病为慢性病症,根本原因为正气亏虚,故以扶正升提为基本法则。针灸并用治疗效果好,特别是近期疗效,尤其适用于轻、中度子宫脱垂。

2. 遇月经期可暂停治疗。在治疗期和症状消失后一段时间,应避免远行和做重体力劳动,子宫脱出时宜加丁字带外托,并嘱患者常做肛门和会阴部提缩动作,以促进病情恢复。

3. 患者应注意情绪稳定,树立治疗信心,平时注意休息与功能锻炼,坚持做提肛、收缩腹肌锻炼,以期巩固疗效。

三、胎位异常

胎位异常是指妇女妊娠28周后,胎儿在子宫内的位置异常的现象。胎位异常包括胎头位置异常及胎产式异常,其中以胎头位置异常居多,

中医学文献中无胎位异常的病名,但可见于"难产"或"产难"范畴。其主要病机是冲任失调,导致经气逆乱而现此症。

【诊断依据】

1. 妊娠28周后B超检查证实为异常胎位。

2. 臀位诊断:腹部检查子宫呈纵椭圆形,子宫底部可触到圆而硬、按压有浮球感的胎头。耻骨联合上方可触到软、宽而不规则的胎臀。胎心音在脐上方左或右侧听得最清楚。B超检查胎头在肋缘下。耻骨联合上方为臀或为足。

3. 横位的诊断:子宫呈横椭圆形,胎头在母体腹部一侧触及,耻骨联合上方较空虚。胎心音在脐周两旁最清楚。B超检查胎头在母体腹部的一侧。

【治疗处方】

治法:调和肾气。用艾温灸。

主穴:至阴(温灸)。

配穴:涌泉(温灸)。

施灸手法:施灸前应排空小便,患者取靠背坐位或仰卧位,松开腰带,双侧至阴穴可同时温灸,以局部有较强温热感而无灼痛为度。每次温灸15～20分钟,早晚各1次。如施灸温度适当,被灸者常可感到有热气沿小趾循足上行,并觉胎位有转动感。灸治后如胎位矫正,可停止施灸观察。如果一段时间后胎位复不正,再灸之仍有效。

【按语】

至阴为足太阳经井穴,与肾经相表里,温灸可调节足太阳经与足少阴经气,矫正异常的胎位。如肾气虚可加灸涌泉穴。

【注意事项】

1. 针灸对纠正胎位异常疗效较好。临床观察对孕妇和胎儿无任何不良影响。

2. 如因子宫畸形或盆腔肿物引起的胎位异常,则应根据不同的病因,做相应的治疗。

四、妊娠呕吐

妊娠呕吐是指妊娠期恶心,频繁呕吐,不能进食,导致脱水,酸、碱平衡失调,以及水、电解质紊乱,甚至肝肾功能损害。本病多见于年轻初孕妇。

妊娠剧吐的病因尚未明确,可能与绒毛促性腺激素水平增高、精神及社会因素、幽门螺旋杆菌感染等有关。

中医学称妊娠剧吐为"妊娠恶阻",又称"妊娠呕吐"。认为本病的主要病机为冲气上逆,胃失和降,冲气夹胃气上逆;或脾虚不运,痰浊内生,冲气夹湿上逆;或孕后冲脉气盛,肝血不足,肝气偏旺,冲气、肝火上逆犯胃,胃失和降,遂致恶心呕吐。

【诊断依据】

1. 根据病史、症状及相关检查确诊为妊娠。

2. 轻者晨起恶心、呕吐,或1日内恶心呕吐数次,尚能进食;重者反复恶心,剧烈呕吐,吐黄色苦水或咖啡样血,不能进食,可引起脱水、酸中毒、电解质紊乱,甚至可出现黄疸和神经系统症状。

【治疗处方】

治法:和胃降逆,调理冲任。针灸并施。

主穴:内关、足三里、中脘、胃区(头针)

配穴:脾胃虚弱加脾俞、胃俞、阴陵泉;肝气郁结加太冲、阳陵泉。

针刺手法:针刺交替选内关、足三里、中脘、胃区、脾俞、胃俞、阴陵泉,采用平补平泻法或轻补法,太冲、阳陵泉采用轻泻法,留针20分钟。脾胃虚弱者选中脘、足三里、脾俞、胃俞等艾条温灸,每次灸15分钟,每日1次,1周后隔日治疗1次。

【按语】

本病是孕妇早期常见症状,为胎气上逆,胃失和降所致,与脾胃虚弱,肝气郁结有关,治疗主要为调理肝、脾、胃以平降上逆之气。内关、中脘能宽胸降气和胃;足三里能调和胃气而降逆止呕;脾俞、胃俞能调和脾胃气机;头针胃区能调理胃气;泻太冲、阳陵泉能平肝降逆。

【注意事项】

1. 孕妇如有习惯性流产史、精神紧张或体质虚弱者,慎用针刺,可用艾条温灸。针刺时手法宜以轻捻为主。用穴宜少而精。

2. 治疗期间,嘱咐患者注意调节情志,保持轻松愉快的心情,鼓励患者进食,补充营养。

3. 呕吐严重者,应采用中西医综合方法治疗。

五、多囊卵巢综合征

多囊卵巢综合征是一组多样的、多系统的慢性内分泌紊乱,具有雄激素过多、胰岛素抵抗及促性腺激素分泌异常三大特征。其临床表现具有高度的特异性,可见月经不规律和不孕、多毛、高雄激素化、胰岛素抵抗、糖耐量受损、肥胖、高脂血症等,多数患者只突出表现其中几种。本病是育龄女性最常见的内分泌紊乱及代谢异常性疾病,是引起不排卵性不孕的主要原因。在不同种族和人群中,多囊卵巢综合征患病率有很大差异,育龄期女性中的患病率为6%~10%。

患者月经改变可表现为月经量少、月经稀发或闭经,少数患者表现为功能性子宫出血。不孕多由于无排卵或稀发排卵所致,且患者即使有排卵后,也常伴有黄体功能不全,因而流产率较高。男性化表现以多毛和痤疮为主,亦有皮脂溢出、阴蒂肥大、乳腺萎缩、声音低沉等。约50%的患者肥胖。当胰岛素抵抗合并有雄激素过多时,常出现黑棘皮症,皮肤增厚,呈灰褐色,可发生在颈背部、腋下及阴唇。

多囊卵巢综合征的病因至今尚不明确。遗传学说认为,多囊卵巢综合征患者呈家族群居现象,通过家系分析,可得出本病以常染色体显性和X连锁显性等不同遗传方式的结论。亦有研究认为宫内环境影响成年个体内分泌状态,青春期患有贪食的女性常发生多囊卵巢综合征。但临床上患有本病的单卵双胎的同胞不一定患病,故考虑本病的发病除与遗传因素有关外,也需要必要的环境因素。

中医学无多囊卵巢综合征的病名,根据其临床表现,可归属于"闭经"、"不孕"等范畴。本病的发生与先天遗传、后天饮食、生活方式、情志因素及体质因素等有关,基本病机为本虚标实。肾虚为本病的本质,肝郁、脾虚以及气血失调为本病的主要病机,痰瘀是本病标实之所在。病位在胞宫、肌肤,与肾、肝、脾相关。

【诊断依据】

多囊卵巢综合征的诊断需符合下列3条中的2条:

①稀发排卵或无排卵;

②高雄激素的临床表现和(或)高雄激素血症;

③卵巢多囊性改变,一侧或双侧卵巢直径2~9mm的卵泡≥12个,和(或)卵巢体积≥10ml。

诊断时需排除其他高雄激素病因,如先天性肾上腺皮质增生、库欣综合征、分泌雄激素的肿瘤等。

【治疗处方】

治法:调冲任,补肝肾。用平补平泻法,针灸并施。

主穴:肾俞、肝俞、中脘、关元、水分、中极。

配穴:列缺、水道、三阴交、气穴。

【按语】

肾俞、肝俞可补益气血,中脘为任脉穴,有调理冲任之功;关元属任脉,系足三阴、任脉之会,小肠之募穴,具有培元固本、补益下焦之效;水分为任脉穴,有通调水道、理气止痛的功效。中极系足三阴、任脉之会,膀胱之募穴,对于生殖系统疾病有着良好的效果。四穴相配,可调理冲任,通调水道,共奏理气调经之功。列缺为手太阴肺经穴,通任脉;水道隶属足阳明胃经,有补益脾胃的功效;三阴交属足太阴脾经,有补益肝脾肾三经的功效;气穴为冲脉、足少阴之会,有补益冲任的功效。四穴左右交替,与主穴相配,可补肝脾肾,滋养冲任,调经助孕。上穴可辨证交替选用。

【注意事项】

1. 本疗法可提高多囊卵巢综合征患者排卵率,治疗前须明确诊断,辨证选穴,或针药并施。

2. 针灸宜于排卵期治疗,即月经周期第 12 天开始治疗,连续治疗 3~5 天,以促进排卵。

第五节 急症常见病症

一、昏迷

昏迷是严重的意识障碍,是高级神经活动受到严重抑制而突然发生意识丧失的危重病症。按意识障碍的严重程度,临床分为嗜睡、意识模糊、昏睡和昏迷四种表现。昏迷的主要特征为随意运动丧失,对外界刺激失去正常反应并出现病理反射活动。可因感染、脑血管疾患、代谢紊乱、创伤、出血、中毒及癫痫等而引起。临床表现是突然昏迷,不省人事。轻度昏迷患者,对外界的强刺激,如针刺皮肤,压迫眶上神经有反应,瞳孔存在光反应和角膜反射;而重度昏迷患者,上述反应均消失。

昏迷是一种严重的病症,必须迅速掌握病情,及时进行抢救。急救时,除针对病因外,还必须辨明昏迷属闭证(实证),还是属脱证(虚证)。闭证多因气火冲逆,肝火夹痰上扰而成病。而脱证则因病邪极盛,正气极虚,元阳暴脱而引起。少数脱证还可由闭证转变而成。

【诊断依据】

1. 浅昏迷:强烈刺激可有反应,可有较少无意识活动,腹壁反射消失,但角膜反射、光反射、咳嗽反射和吞咽反射、腱反射存在。抑制处于皮层水平。

2. 中度昏迷:疼痛反应消失,四肢完全处于瘫痪状态,角膜反射、光反射、咳嗽反射和吞咽反射减弱,抑制达到皮层下水平。

3. 深度昏迷:眼球固定,瞳孔放大,角膜反射、光反射、咳嗽反射和吞咽反射消失,呼吸循环和体温调节功能障碍,抑制达到脑干水平。

【治疗处方】

1. 闭证

症见突然昏迷,神志不清,颜面潮红,牙关紧闭,四肢抽搐,喉间痰声如拉锯,体温升高或无热,或血压升高,舌质红,苔黄腻,脉弦实或洪。

治法:开窍化痰,平肝息风。泻刺不灸。

主穴:人中、涌泉、内关、十宣(刺出血)。

配穴:热盛刺曲池、大椎;抽搐刺合谷、太冲;痰多配丰隆;牙关紧闭取颊车。

2. 脱证

症见突然昏倒,神志不清,面色苍白,肤冷汗出,呼吸浅促,四肢弛缓不收,血压下降,大小便失禁,舌淡,脉沉细欲绝。

治法:回阳救脱。用大补法,针灸并施。

主穴:神阙(隔盐)、气海、足三里、百会,均艾柱或艾条温灸。

配穴:如血压明显下降,加刺人中、内关、涌泉。

针刺手法:以补法为主。刺人中穴,针尖朝上,用捻转补法;涌泉、内关,直刺进针得气后,辨证施用大补针法(慢按轻提运针,结合快速小角度捻转及提插),留针期间,可反复持续运针,至患者神志恢复为宜。如疗效不显,须配合其他疗法。

【按语】

闭证泻刺人中、内关,有清脑醒神、清心的作用;涌泉为肾经井穴,能滋水而降上逆之肝火;刺十宣穴出血,能通经气泄热;泻刺曲池、大椎能清热;合谷、太冲为镇痉四关穴,善解郁利窍,疏调气机;配丰隆能疏通阳明气机而化痰;取颊车能疏通经络,解除牙关紧闭。

脱证在针刺同时,可配伍用大炷艾灸神阙、气海,助回阳救脱;温灸百会、足三里能升阳,益脾补正气。施灸不拘壮数,以肢暖而汗止、脉现而血压回升和神志清醒为度。

【注意事项】

鉴于昏迷病因复杂,针灸虽然可促使某些昏迷患者复苏,但病情缓解后,还应针对病因治疗。

二、中暑

中暑是在暑热天气、高温或烈日暴晒下所致的急性病。表现以体温调节中枢功能障碍、水电解质代谢失调而成病。在高温环境中突发高热,并迅速出现中枢神经系统症状,是本病特征。

本病中医学称为"暑病"。中医学认为本病主要由于正气虚亏,感受暑热,为暑邪乘虚侵袭所致。

【诊断依据】

在烈日下暴晒或高温环境中突发高热、头晕、头痛、皮肤灼热、恶心、呕吐、甚至昏厥、昏迷、痉挛等症状。

【治疗处方】

1. 伤暑(轻型)

症见头晕,头痛,肢怠出汗,口干渴,舌苔淡黄稍干,脉滑数。

治法:清暑解热。用平泻针法。

主穴:曲池、足三里、风池。

2. 暑闭(高热型)

症见体温升高(可达41℃以上),意识模糊,烦躁不安,或昏睡,面色潮红,皮肤灼热、干燥,四肢及腓肠肌抽搐,瞳孔缩小,苔黄干,脉洪数。

治法:开窍,醒神,泄热。用泻刺。

主穴:人中、曲池、十宣(刺血)、委中(刺血)。

3. 暑厥(衰竭型)

症见神志昏迷,面色苍白,口唇发绀,肢冷汗出,瞳孔扩大,血压下降,呼吸、脉搏细弱而不规则。

治则及取穴:同昏迷"脱证"。

配穴:抽搐配曲泽、承山;呕吐加内关;头痛配合谷、太阳。

【按语】

泻刺曲池、风池、足三里能解热邪,和胃利气;十宣、委中刺血,能泄热清神;刺曲泽、承山,能舒筋解痉;刺合谷、太阳,能疏通经络,有清热止痛之效;刺内关能宽胸宁心止呕。

【注意事项】

1. 当接诊中暑患者时,应迅速将患者转至通风阴凉处,解开衣服,擦干汗。神志清醒者,可给予饮淡盐水、糖水。重症患者在治疗同时,头、四肢可做冷湿敷或乙醇涂擦。

2. 在针刺同时,可配合中药内服治疗。如伤暑配合内服消暑清热中药;神志复苏后的暑闭内服清心牛黄丸或紫雪丹;暑厥加用苏合香丸,或按病情结合其他疗法。

三、心绞痛

心绞痛是冠心病的主要临床表现,以左侧胸部心前区突然发生的压榨性疼痛,伴心悸、胸闷、气短为特征。冠心病全称为"冠状动脉硬化性心脏病",是因冠状动脉发生粥样硬化而产生管腔狭窄或闭塞,导致心肌缺血缺氧而引起的心脏病。临床表现以心绞痛、心肌梗死、心律失常、心力衰竭、心脏扩大等为主,心电图可有心肌缺血、负荷试验阳性等相应改变。本病可因劳累、情绪激动等诱发,是临床上常见的、多发于老年人的急症。如发作频繁,可导致冠状动脉严重缺氧缺血,引起心肌梗死的不良后果。

本病属中医学"心痛"、"真心痛"、"厥心痛"范畴。中医学认为,本病以年迈体衰、肾气不足;膏粱厚味,损伤脾胃;七情内伤,气滞血瘀;或思虑劳倦,伤及心脾为其内因。以寒邪外袭为诱因,致胸阳失展,心阳不振,鼓动无力,血运不畅,心脉涩而不畅,或心脉瘀阻不通;或因饮食不节,中焦痰浊上犯,胸阳被遏,气机被阻,而致心脉不通;或可因忧思恼怒,使气机阻滞或逆乱,心脉气血运行受阻而发病。

【诊断依据】

稳定型心绞痛:根据典型的发作特点,稳定型心绞痛通常在发作的 1~3 个月内并无改变,即每日和每周疼痛发作次数大致相同,诱发疼痛的劳倦和情绪激动程度相同,每次发作疼痛的性质和部位无改变,疼痛时限相仿(3~5 分钟),用硝酸甘油后可缓解。

不稳定型心绞痛:根据患者心前区疼痛的症状的特点和心电图心肌缺血的改变,结合年龄和冠心病的危险因素诊断较易。

【治疗处方】

1. 实证(以瘀血型为主)

症见面色淡紫或黯晦,唇微绀,神烦躁动,心胸阵发性绞痛明显,痛引背肩,胸闷气短。舌质淡紫或黯滞,苔黄腻,脉弦滑、结代。

治法:活血化瘀,行气通络。针用泻法。

主穴:郄门、太冲、膻中、胸腔区(头针穴)。

配穴:心悸、背痛配神门、心俞、肝俞;腹胀、食欲不振配足三里、脾俞、膈俞。上穴每日辨证交替选用。

针刺手法:论治必先"治神",安定患者情绪。先取太冲,针下得气后针尖斜向上,逆时针捻转,针感上行后用平泻提插法,疏导肝经气血;继取郄门,针下得气后用导气行针法,将针尖斜向上,逆时针捻针,如针感迟缓,可用押手循经从针刺部向上揉按,促使经气上行;刺膻中则平刺,针尖朝下,得气后用顺时针方向捻针,用平泻捻转导气下行,头穴胸腔区平刺,得气后用平泻捻针,待针感在穴周扩散即可。

2. 虚证(以心阴虚及气阴虚为主)

症见面色苍黄或晦黯,唇淡或微绀,神疲气短,心胸阵痛隐隐,肢厥自汗,多伴有头晕耳鸣,腰足酸痛,舌质淡紫,苔少,脉多沉细或结代。

治法:理气活血,宁心通络。针用平补平泻法,针灸并施。

主穴:内关、膻中、足三里、胸腔区。

心俞、膻中、肝俞艾条温灸。

配穴:辨证配穴同"实证",针灸并施。

针刺手法:针刺以徐入徐出捻转平补平泻法为主,行针导气法同前。艾条温灸穴位辨证交替选足三里、三阴交、百会、膻中、心俞、肝俞、膈俞、肾俞、脾俞,每次选 3～4 穴,每次 30 分钟。

【按语】

1. 按病情每日可针治 1～2 次,每次留针 30 分钟,10 天为 1 个疗程。如"治神",取穴、针刺手法及导气行针得当,症状可明显缓解。

2. 在针刺同时,可选耳穴心、肝、肾、脾穴用王不留行籽贴压,服田七末 3g 或苏合香丸 1 丸,病情缓解后辨证酌服血府逐瘀汤调治,这对巩固疗效很有助益。

【注意事项】

1. 本疗法能在短时间内缓解心绞痛,使患者胸闷、心悸、气短等症状改善,症状消失后仍须坚持一段时间治疗以巩固疗效。

2. 对于病情较重及心肌梗死的危重患者,应及时采用中西医综合措施,待病情稳定后再行针刺治疗。

四、急性阑尾炎

急性阑尾炎是一种常见的急腹症。起病多因细菌感染或阑尾腔为虫卵、粪石梗阻,或神经反射导致阑尾血运受阻而引起。其临床表现为持续伴阵发性加剧的右下腹痛,恶心呕吐,多数患者白细胞和中性粒细胞计数增高。右下腹阑尾区(麦氏点)压痛、反跳痛,是该病的一个重要体征。

中医学称为"肠痈",认为饮食不节,喜怒不调,寒温不适,肠虫积聚,暴急奔走,饥饿劳伤等因素均可导致肠道痞塞,传化不利,运化失职,糟粕积滞,导致邪气郁热,气滞血瘀,壅遏肠道而发为本病。

【诊断依据】

1. 急性发病,腹痛从脐周转移至右下腹痛,或初起即为右下腹痛。

2. 右下腹麦氏点、足阑尾点压痛、反跳痛,腹肌紧张;多伴有恶心呕吐等胃肠道症状。

3. 结肠充气征、腰大肌征、闭孔内肌征阳性。

4. 白细胞总数及中性粒细胞不同程度增高。

5. B 超发现阑尾肿胀、积液。

【治疗处方】

治法:通络活血,清肠热毒。用泻法。

主穴:上巨虚(足三里或足阑尾穴)、天枢或腹阑尾穴。

配穴:发热配曲池;呕吐加刺内关;腹痛剧烈配合谷、内庭;阑尾脓肿加血海、膈俞。

针刺手法:上巨虚(足三里或足阑尾穴)得气后导气上行,天枢或足阑尾穴宜平刺,捻转泻法,每日可针刺 2 次,宜多捻,留针可长达 1 小时以上,加用电针仪,选连续波,以疼痛缓解为度。

【按语】

泻刺上巨虚、足三里、天枢穴,可疏通阳明腑气;取血海、膈俞,有通络活血和散瘀解毒之功;刺合谷、内庭能疏导手足阳明经气而止痛;取内关能宽中理气而止呕;刺曲池能泄热;足、腹阑尾穴属"以痛为腧"取穴,能直接调和胃肠功能,使气血通畅而恢复正常。

【注意事项】

1. 针刺非阻塞性阑尾炎疗效较好,而针刺阻塞性或化脓性阑尾炎的疗效较差。陈教授曾针刺治疗 50 例阑尾炎患者,其中 8 例失效的转外科手术治疗,发现均为梗阻性阑尾炎。

2. 为掌握病情的变化,在治疗过程中,必须认真记录腹痛程度、次数、体温、脉象、白细胞总数与分类,以及腹阑尾穴、足阑尾穴的压痛情况。如经 1~2 日针刺后,腹痛减轻,体温下降,脉象转缓,白细胞数开始下降,阑尾穴压痛减轻,则示针刺有效,可继续治疗。反之,应及时采取中西结合治疗。

五、胆道蛔虫病

胆道蛔虫病是寄生于肠道的蛔虫,由于胃肠功能紊乱或药物刺激(如服驱蛔药量不当)等,致蛔虫上钻,钻入胆道,引起胆道痉挛和梗阻,甚至导致胆道感染的一种急腹症。患者有蛔虫感染史。

本病属中医学"蛔厥"范畴。《金匮要略》谓:"蛔厥者,当吐蛔,令病者静而复时烦,此为脏寒,蛔上入膈,故烦。须臾复止,得食而呕,又烦者,蛔闻食臭出,其人当自吐蛔。"中医学认为,本病与胆腑气机疏泄失调有密切关系,但肝胆气郁或湿热蕴结等均可出现类同症状,如属肝胆气郁,多有情志郁积或闪挫伤史,由于肝胆气失于条达,致经气运行不畅发痛,且痛多沿胁肋扩散,脉多弦滑。如因胆腑湿热蕴结所致,除见右上腹季肋疼痛不休外,常伴有发热、恶寒等全身证候。而蛔厥致痛特点为突然阵发性的"钻顶"样剧痛。发作时患者每每呻吟呼号,或随地翻滚。额汗淋漓,肢体微厥。当疼痛间歇期间(蛔虫停止在胆道钻动)则诸症顿失,患者可下地嬉戏,但疼痛往往中止数十分钟后则可再现。常伴有恶心或从口中吐出蛔虫。腹部触诊无病理征,舌苔多白,脉多滑细数。

【诊断依据】

1. 根据病史,症状及体征。

2. 白细胞计数多正常或轻度升高,嗜酸性粒细胞计数多有增加。

3. 大便中查到蛔虫卵。

4. B超示胆管内有蛔虫声像图。

【治疗处方】

治法:宽中解郁,理气驱蛔

主穴:阳陵泉、日月。

配穴:四白透迎香、内关。用导气手法,泻刺久留针。

耳穴:用王不留行籽贴压心、肝、胆。左右交替。

中药:在针刺同时,取乌梅令患者含化,频频吞服酸液。疼痛缓解后,可服"化虫丸"或苦楝根白皮 15~30g、乌梅 9~15g、槟榔 15~30g 煎服以驱蛔。

【按语】

胆道蛔虫症是农村较常见的急腹症。应用现代镇痛、镇静及平滑肌松弛剂无明显疗效,而施用简便的针刺奏效颇佳。实践证明,针刺阳陵泉(胆经下合穴)、日月(胆经募穴)可增强胆囊收缩,增加胆汁分泌及缓解胆道括约肌痉挛,加上服食酸性乌梅,可使进入胆道的蛔虫退出而获效,症状缓解以后,应作驱蛔治疗(小儿可针刺四缝穴挤出黏黄液),防止复发。

【注意事项】

1. 针刺治疗胆道蛔虫病可缓解。如出现疼痛不减,伴体温升高,并出现黄疸、白细胞升高等宜辨证配合其他治疗。

2. 刺阳陵泉、内关得气后针尖朝上逆捻导气,可加用电针仪选连续波,每次留针 30~40 分钟,待症状缓解后才退针。

3. 当患者腹痛缓解后应给予驱虫治疗,以防复发。

第六节　五官科及皮肤科常见病症

一、近视

近视是一种以视近物清楚,视远物模糊为主要表现的眼疾,多因长时间在光线不足、距离不适当处看书或工作,使眼睛过度疲劳、屈光功能失常所致。以青少年多见。

本病属中医学"视瞻"范畴。中医学认为本病多因肝血虚引起。肝开窍于目,肝血虚则眼失所养,故远视不清、视力易疲。但应与其他视力减退的眼病,如视野缩小的视神经萎缩及青光眼相区别。

【诊断依据】

1. 远视力下降,近视力正常。

2. 凹球面透镜矫正,使视力增进。

3. 高度近视眼底检查可明确诊断,如高度近视者常出现玻璃体液化、变性、混浊。

4. 或伴有共转性外斜。

【治疗处方】

治法:益肝明目。针用补法,针灸并施。

主穴:睛明、鱼腰、丝竹空、肝俞、光明。

配穴:太阳、风池、肝俞、膈俞、脾俞、曲池、三阴交、足三里。上述穴位辨证交替选用。一般眼区选 2 穴,背俞、手、足有关经取 1 穴。

耳穴:王不留行籽贴压肝、胆、目、神门等穴,左右交替。

针刺手法:睛明穴应直刺进针,进针前用手指向外侧轻压眼球,以加大进针间隙,使眼球固定。针尖应接近眶内侧壁,但勿紧贴。不宜提插或大幅度捻转,出针时用棉签按压针孔片刻,防止出血;鱼腰、丝竹空沿眉平刺,防刺伤眼球;太阳穴斜向眼眶,用轻捻补法。

【按语】

补刺眼区穴位,能调和经气而明目;光明别走厥阴,刺之有明目之功;刺肝俞、膈俞、脾俞、曲池、三阴交、足三里,能益肝旺血。在治疗期间,应配合眼保健按摩(轻按眼周穴,每天 2 次,每次按 3~5 分钟)。

【注意事项】

1. 本疗法对青少年近期疗效及假性近视疗效较好。

2. 病程短者疗效高,显效快;病程长者,疗效差。针刺疗效与基础视力也有关,基础视力越低,疗效越差。

3. 治疗期间及中止治疗应避免眼过度疲劳,少看电视、电脑,注意合理生活作息,注意用眼卫生,坚持配合眼保健操、加强体质,巩固疗效。

二、耳鸣

耳鸣是指在无任何外界相应的声源时,耳内出现异常鸣响。

《外科证治全书》说:“耳鸣者,耳中有声,或若蝉鸣,或若钟鸣,或若火熇熇然,或若流水声,或若簸米声,或睡着如打战鼓,如风入耳。”耳鸣表现多种多样,有的为一侧或双侧耳鸣;有的间歇出现,或持续不停;轻者安静时方觉耳鸣,重者虽身处闹市仍感吵闹不安。

耳鸣病位在耳,与肝、胆、肾、心、脾失调相关。病因病机归纳起来,可分为虚实两类。实证常因外感风热或内伤情志、饮食不节,致痰湿内生,气郁化火,循经上扰,蒙蔽清窍所致;虚证多由久病体虚,气血不足,劳倦纵欲,肾精亏损,精血不能上承,耳窍失养所致。

如症见肝肾亏损者为虚证;症见肝胆火旺者则为实证。针灸治疗神经性耳鸣疗效较满意。而对继发于其他病引起者,应结合不同病因,辨证治疗。

【诊断依据】

1. 耳鸣表现为经常或间歇性耳内鸣响。

2. 疾病由于耳道疾患引起者可现肿痛、发痒、流脓;由全身性疾病或内耳疾病引起者,各有原发病症状。

【治疗处方】

1. 虚证

症见形体虚弱,面色无华,耳鸣声低,时隐时现,按之鸣音减弱。并伴有神疲气短,眩晕,腰足酸软,口淡,食欲不振等症。舌质淡,苔薄或无苔,脉细弱。

治法:补益肝肾。用补法,针灸并施。

主穴:太溪、外关、肾俞、肝俞。

配穴:交替选用听宫、听会、翳风、耳门。睡不宁加神门、心俞;头痛刺风池、太阳;食欲不振配足三里、三阴交;肾精亏损者加命门、关元以补肾填精;心脾两虚者加足三里、脾俞以补益脾胃,生发气血。

2. 实证

症见形体较壮实,情绪易激动,面色红,耳鸣声高,或鸣音随脉搏跳动。常伴有头痛,胸胁不适,口干口苦等症。舌质红,苔薄黄,脉弦。

治法:滋肾平肝。用泻法。

主穴:太冲、阳陵泉、肝俞、肾俞。

配穴:交替选用听宫、听会、翳风、耳门。睡不宁加神门、心俞;头痛刺风池、太阳;食欲不振配足三里、三阴交。外感风热者加风池、外关,或合谷以疏风清热;肝胆火盛者交替选太冲、肝俞、胆俞、足临泣以泻肝胆之火;痰火郁结者加丰隆、内庭以豁痰泻火。

【按语】

耳周穴位进针得气后,宜轻捻,不提插,导气至耳窍。听宫、听会、翳风可疏通局部经络气血。补太溪、肝俞、肾俞,有补益肝肾作用;刺外关,能疏调三焦气机而止耳鸣;泻太冲、阳陵泉、肝俞,能平肝胆火而去耳鸣;刺神门、心俞,能宁心安神;刺风池、太阳,能疏风清窍;取足三里、三阴交,有旺盛脾胃运化功能而补益气血的作用。

【注意事项】

1. 本病及时治疗效果较满意,病程长者疗效较差。

2. 对全身性疾病引起者应同时治疗原发病。伴听力下降者,应配合加强听力训练。

三、变应性鼻炎

变应性鼻炎是指特应性个体接触变应原后主要由 IgE 介导的介质（主要是组胺）释放，并有多种免疫活性细胞和细胞因子等参与的鼻黏膜非感染性炎性疾病。其典型症状主要是阵发性喷嚏、清水样鼻涕、通气不畅，部分伴有嗅觉减退。

本病属中医学"鼽嚏"、"鼻鼽"范畴。"鼽者，鼻出清涕也……嚏者，鼻中因痒而气喷作于声也"。中医学认为病因与肺、脾、肾、督脉虚损有关。由于正气虚损，故感受风寒之邪即可诱发。喷嚏、流涕亦可见于上呼吸道感染或多种鼻疾，如慢性鼻炎。前者兼有风寒表证；后者则鼻塞时轻时甚，鼻涕黏稠。

【诊断依据】

1. 临床症状喷嚏、清水样涕、鼻塞、鼻痒等症状出现 2 项以上（含 2 项），每天症状持续或累计在 1 小时以上，可伴有眼痒、结膜充血等眼部症状。

2. 体征常见鼻黏膜苍白、水肿，鼻腔水样分泌物。变应原皮肤点刺试验阳性，或血清特异性 IgE 阳性，必要时可行鼻激发试验。

【治疗处方】

变应性鼻炎病多因肾与督脉虚损，气不摄津所致，故其涕清而稀，喷嚏连发，早、晚遇风寒尤甚，静止期症状消失。常伴有精神易疲，耳鸣腰酸和夜尿多等症。舌质淡，脉细弱。

治法：通络调气，益督养元。用补法，针灸并施。

主穴：合谷、迎香、印堂、肾俞、肺俞（灸）。

配穴：神疲头晕灸百会、大椎；腰酸尿频灸命门、关元；体质虚弱配脾俞、足三里。

针刺手法：合谷得气后朝上捻转，导气上引；迎香进针得气后，针尖斜向鼻翼，捻针导气至鼻甲；印堂进针得气后，针尖斜向下平刺，顺时针捻转导气下引至鼻甲。

【按语】

刺合谷，能通阳明而调气；取迎香、印堂，能清鼻窍；取大椎、肾俞与百会，能益督养肾元兼扶正气；配关元、命门，能振奋肾阳；取肺俞以补益肺气；取脾俞、足三里，能旺盛脾胃而固本。

【注意事项】

1. 本疗法治疗变应性鼻炎有较好疗效，能改善鼻塞，消除头痛眩晕，减少鼻涕，其中急性者较慢性者疗效好。

2. 本病容易反复，难以完全治愈。可在背俞穴常用灸法，以提高人体免

第八章　常见疾病的治疗

疫力。

3. 在治疗期间,应注意保暖,避免受风寒和防止刺激气味、粉尘、花粉等致敏原刺激,宜经常参加体育锻炼,增强体质,以促进康复。

四、牙痛

牙痛是患部牙齿出现阵发性如刺、如钻样疼痛。多由牙龈炎、牙周炎、蛀牙或折裂牙而导致牙髓(牙神经)感染或牙神经炎所引起的痛证。

中医学称之为"牙痛""齿痛""牙齿痛"。认为凡虚火上炎,或胃火、风火循经上扰阳明,皆可致牙痛。

【诊断依据】

1. 牙齿疼痛,遇冷、热、酸等刺激加重,咀嚼更甚。

2. 神经性牙痛多无局部及全身症状。

3. 牙髓炎者,牙痛反复发作,疼痛剧烈;牙周病者,牙齿松动;蛀齿伴有炎症者,局部肿痛明显。

【治疗处方】

1. 虚证

症见牙痛隐隐,时轻时重,或日轻夜重,按之痛减。常伴有神疲体倦,胃纳不思,咽干,口淡,舌质淡,苔薄或无苔,脉细数。

治法:滋阴降火。用平补平泻法。

主穴:合谷、太冲(平泻)、太溪(平补)。

配穴:上牙痛配下关,下牙痛加颊车。

2. 实证

牙痛剧烈,如刺如钻,齿龈肿热,遇冷则舒。常伴有神烦,口苦,大便结,小便黄赤,苔黄腻,脉洪数等。如并见头痛、身热恶寒、咽痛、脉浮数者,则为风火牙痛。

治法:清胃火,泻风热。用泻法。

主穴:合谷、足三里。

配穴:风火牙痛配风池、外关。

【按语】

刺合谷、足三里,能疏泄阳明经络而清火止痛;刺太冲能泻肝火;补太溪可滋肾而降虚火;取下关、颊车,能疏通局部经气而除上、下牙痛。配风池、外关能疏风泻火。

【注意事项】

1. 针刺治疗主要适应证是神经性牙痛。对蛀齿或化脓性牙髓炎引起的牙痛,虽然可缓解症状,但易反复,宜结合病因治疗。

156

2. 年老体弱或孕妇牙痛,为防止晕针或流产,可指压穴位止痛。

五、带状疱疹

带状疱疹是由水痘带状疱疹病毒引起的急性炎症性皮肤病,以沿单侧周围神经分布的簇集性小水疱为特征,疱疹脱痂后常遗留神经痛。本病夏秋季的发病率较高,常见于老年患者。

本病属中医学"蛇丹"、"蛇串疮"、"蜘蛛疮"、"火带疮"、"缠腰火丹"等范畴。中医学认为本病多与人体禀性不耐、感受火热时毒有关,每因情志不畅,肝经郁火;或过食辛辣厚味,脾经湿热内蕴;复感热毒,引动肝火,湿热蕴蒸,浸淫肌肤、经络而发为疱疹。

【诊断依据】

根据有特征的单侧性皮肤-黏膜疱疹,沿神经支分布。

1. 发疹前往往有发热、倦怠、全身不适、食欲不振等前驱症状。

2. 疾病初起皮肤灼热、疼痛、感觉过敏。继而出现皮肤潮红及簇集性粟粒大小丘疹,迅速变为小水疱,附近淋巴结肿大。

3. 皮疹多发于胸背、耳廓、面颈、腰腹部,单侧发疹,常沿皮神经分布,亦可发于眼、鼻、口腔、阴部等处。

4. 发病迅速,全病程平均需 1~2 周。皮疹消退后可留色素沉着。局部遗留持续性、隐袭性或针刺样疼痛。

【治疗处方】

治法:通络活血,化湿清热。用泻刺法。

主穴:曲池、足三里、大椎、委中。

配穴:病部在面加太阳或颊车、合谷;在胸肋取内关、阳陵泉;血热盛选配膈俞、肝俞、胆俞;湿盛配脾俞,可配合梅花针叩刺督脉、背部膀胱经循行处和病区附近。

【按语】

阳明为多气多血之经脉,泻刺曲池、足三里可疏通经络气血而祛热邪;大椎为手足三阳经之会穴,泻之可清热毒;刺委中可增强膀胱经疏泄阳邪之力而清湿热之毒。病发在面的配太阳、颊车、合谷可直接疏通患部经气而祛邪;病在胸肋的刺内关、阳陵泉可清心包、胆经之湿热;膈俞为血之会穴,肝主血,脾统血兼利湿,胆俞可清少阳之火,诸穴泻刺可清内蕴之热毒,梅花针叩刺则有疏通经络气血之功。泻刺时针尖朝患部,运针气至病所,可收事半功倍之效。

【注意事项】

1. 本病宜早期治疗,可疏通经络气血、清热解毒、减轻病情发展。

2. 按病情可配合局部用梅花针在患处叩打微出血,再用火罐吸拔出血,泄除热毒。

3. 与本病相似之单纯疱疹(多发于口唇周围与外生殖器,不沿神经呈带状分布),则以微灼热与轻痒为主症。治疗可参照带状疱疹,以病部循经取穴为主。

六、荨麻疹

荨麻疹是由多种不同原因所致的皮肤黏膜血管反应性疾病。多因进食异性蛋白、药物、人体内肠寄生虫毒素刺激,或接触、吸入某种致敏因素(如油漆、化学气体等)而诱发。临床表现为发作性的皮肤黏膜潮红或风团,风团形状不一、大小不等,颜色苍白或鲜红,时起时消,边缘清楚,消退后不留痕迹。自觉瘙痒剧烈,少数伴发热、关节肿痛、头痛、恶心、呕吐、腹痛、腹泻、胸闷、气憋、呼吸困难、心悸等全身症状。

本病属中医"风疹"等范畴。中医学认为本病由于禀性不耐,人对某些物质过敏所致。其病因病机多由外邪侵入客于肌肤,或饮食不节,内有湿热食滞,内不得下泄,外不得透达,郁于皮毛肌腠而发。慢性风疹多由情志不遂,郁而化火,耗伤阴血;或因冲任失调,久病耗伤气血,均可导致营血不足,化燥生风,肌肤失养而成。

【诊断要点】

1. 皮肤突然瘙痒,迅速出现大小不等、形态不一的水肿性斑块,边界清楚,皮疹时起时消,剧烈瘙痒,发无定处,消退后不留痕迹。

2. 皮肤划痕试验阳性。

【治疗处方】

根据不同的病因,采用标本兼治法。病由风邪侵袭或血热引起的,宜祛风、清热、凉血。如有虫积或某种致敏因素所致,则应针对病因治疗。

1. 风热型

起病急骤。症见神志焦躁,皮肤发热,疹块成团,扁平而微隆起,多发于颈、腋、腰、臀部及上、下肢内侧。皮肤奇痒,疹块随抓随起,遇风更甚,常伴有口干渴,大便结,小便黄短等。舌质红,舌苔黄腻,脉浮数。

治法:疏风,清血热。用泻法。

主穴:曲池、血海、膈俞、耳荨麻疹点。

配穴:病部在面加太阳或颊车、合谷;在胸胁取内关、阳陵泉;血热盛选配膈俞、肝俞、胆俞;湿盛配脾俞,并可施用梅花针叩刺督脉、背部膀胱经循行处和病区附近。

2. 脾虚型

多因体质虚弱或急性发作后经久不愈而转为慢性。症见皮肤痒疹忽隐忽现,疹块小而分散,瘙痒较轻,每当感受风寒,饮食不节,或情绪过激、过疲则发作。舌质淡,苔薄白,脉现浮细数。

治法:疏风、健脾。用平补平泻法。

主穴:曲池、足三里、脾俞、耳荨麻疹点。

配穴:面颈痒肿刺风池;背腰配委中;上肢配外关、合谷;下肢刺风市、太冲;臀部刺环跳;肠寄生虫刺四缝、百虫窝。

【按语】

1. 泻刺曲池、血海、足三里,有疏风清热、活血和营的作用;刺膈俞能清血热;针灸脾俞,能行气血而调和卫气;取风池、风市,能疏风清热;委中、太冲能清血热;刺外关、合谷,能调和三焦和阳明经气血;刺环跳时针感宜扩散于患部;四缝、百虫窝为驱虫有效穴。膈俞为血之会,肝主血,脾统血,兼利湿,胆俞可清少阳之火,诸穴泻刺可清内蕴之热毒;梅花针叩刺则有疏通经络气血之功。

2. 耳荨麻疹点埋针,能持续调和气机而消除皮肤瘙痒。耳穴"荨麻疹点"是患荨麻疹时患者耳舟区出现的过敏压痛点,分布于肘、肩点之间,可在一侧或两侧同时出现。每次埋针可持续3天,3天后转换另一侧。

【注意事项】

1. 针刺治疗需寻找病因,辨证施治,特别要注意肠寄生虫病患。

2. 避风寒,畅情志,避免辛辣刺激食物。

七、特应性皮炎

特应性皮炎是一种慢性、复发性炎症性皮肤病,以慢性湿疹性皮肤肿块为临床特征,主要表现为剧烈的瘙痒、明显的湿疹样变和皮肤干燥。特应性皮炎的病因复杂,目前认为其可能与遗传、环境因素、感染、皮肤屏障功能异常、Th1/Th2 失衡及神经免疫异常等多种因素有关。常伴有个人及家族特应性病史(哮喘,变应性鼻炎等)。常自婴幼儿发病,部分患者延续终生,可因慢性复发性湿疹样皮疹、严重瘙痒、睡眠缺失、饮食限制以及心理社会影响而严重影响患者的生活质量。

本病属中医学"四弯风"范畴。中医学认为多因风邪夹湿热之气袭于腠理而郁结不去所发。由于素体禀赋不耐,湿热内蕴,风湿热邪客于肌肤,经络受阻,发为本病。好发于两侧对称之肘窝、腘窝、踝关节内侧等处。初起见患处皮肤渐显红斑,继则见有丘疹、水疱,自觉瘙痒,若破溃则糜烂流水,浸淫蔓延,时轻时重,日久则局部皮肤变厚而粗糙,迁延难愈。

【诊断依据】

1. 本病具有遗传过敏倾向,家族或本人常有哮喘、变应性鼻炎等病史。

2. 好发于肘、膝关节屈侧,亦可见于小腿伸侧及面颈、口周等部位。

3. 皮损特点为干燥、粗糙、肥厚、苔藓化,可有急性或亚急性皮炎样发作。自觉剧痒。

4. 可有婴幼儿湿疮病史,反复发作,持续不愈。

5. 血清 IgE 增高,血象嗜酸性粒细胞增高。

【治疗处方】

1. 心脾积热证

面部红斑、丘疹、脱屑或头皮黄色痂皮,伴糜烂渗液,有时蔓延到躯干和四肢,哭闹不安,可伴有大便干结,小便短赤。指纹呈紫色达气关或脉数。本型常见于婴儿期。

治法:清心,调气血。

主穴:曲池、阴陵泉、尺泽、足三里。

配穴:内关、上巨虚(双)。

2. 心火脾虚证

面部、颈部、肘窝、腘窝或躯干等部位反复发作红斑、水肿,或丘疱疹、水疱,或有渗液,瘙痒明显,烦躁不安,眠差,纳呆,舌尖红,脉偏数。本型常见于儿童反复发作的急性期。

治法:清心培土。

主穴:曲池、阴陵泉、尺泽、足三里。

配穴:神门、少海(双)。

3. 脾虚湿蕴证

四肢或其他部位散在丘疹、丘疱疹、水疱,倦怠乏力,食欲不振,大便溏稀,舌质淡,苔白腻,脉缓或指纹色淡。本型常见于婴儿和儿童反复发作的稳定期。

治法:健脾渗湿。

主穴:曲池、阴陵泉、尺泽、足三里。

配穴:三阴交(双)、大横(双)。

4. 血虚风燥证

皮肤干燥,肘窝、腘窝常见苔藓样变,躯干、四肢可见结节性痒疹,继发抓痕,瘙痒剧烈,面色苍白,形体偏瘦,眠差,大便偏干,舌质偏淡,脉弦细。本型常见于青少年和成人期反复发作的稳定期。

治法:养血祛风。

主穴:曲池、阴陵泉、尺泽、足三里。

配穴:血海(双)、照海(双)。

随症加减:食欲不振,加中脘;大便溏烂,加天枢;大便秘结,加支沟;哭闹不安,加百会;严重瘙痒者,加风池;红肿、糜烂、渗出明显者,加水分;皮肤干燥,加列缺;脱屑、肥厚、苔藓样皮损,加三阴交;眠差,加安眠;情绪急躁,加太冲。

【按语】

曲池为手阳明大肠经合穴,有疏风解表,调和气血,祛邪热,利水湿,止痛除痒之功;足三里为胃之合穴,胃经与脾经相表里具有调理脾胃,理气和血,益气培元,祛风通络的作用,为常见的保健要穴;阴陵泉为足太阴脾经之合穴,具有健脾利湿的功效;三穴合用具有祛风除湿作用,针对"湿盛则痒,风盛则痒"的瘙痒病机也能够发挥较好的疗效;中脘为胃之募穴,手太阳少阳、足阳明、任脉之会,具有健运中焦,调理气机之功;关元为任脉、足三阴、任脉之会,小肠之募穴,具有培元固本、补益下焦之功。另取足太阳膀胱经上的背俞穴脾俞、肾俞调脾、肾两脏以固先后天之本。

【注意事项】

1. 本病有过敏倾向,应嘱咐患者尽量避免接触过敏原,如花粉、灰尘、皮毛制品等,忌食海鲜类发物,及酒、浓茶、咖啡等有刺激性的食品。

2. 特应性皮炎在临床上是一种较难治疗的疾病,常反复难愈。针刺治疗此病,虽有一定疗效,但一般疗程较长。可辨证配伍药物治疗。